CRISPReds

Sumário

Para Francys,
Com gratidão e amor.

CRISPR é abreviatura para “Clustered Regularly Interspaced Short Palindromic Repeats”.

São famílias de sequências de DNA encontradas em certas bactérias, que contêm fragmentos de DNA de vírus que já infectaram essas bactérias anteriormente. CRISPR é uma ferramenta de edição de genes que permite a "reprogramação" de partes do DNA, com possíveis benefícios como a cura de defeitos e doenças genéticas, bem como o aprimoramento de culturas agrícolas.

(https://jornal.usp.br/radio-usp/os-avancos-em-terapia-genica-com-crispr-cas-9/)

Armin Sunip

Armin Sunip olhou para seu relógio, e dele, olhou para o taxímetro. A explosão dos pensamentos conflitantes o deixou sem ação. A inação o deixou irritado.

- Estamos pagando para ficarmos aqui, parados no meio da avenida. – disse olhando pela janela do carro. À frente havia bloqueio da Polícia de Hamburgo. Adiante havia uma manifestação de protesto contra mais uma guerra causada pelos russos. A guerra com a Ucrânia havia completado cinco anos, sem solução. Blocos e cones de plásticos escritos "*Polizei*" impediam o trânsito.

Ao lado de Sunip, no banco de trás do Taxi, estava sua namorada, Katrin. Não tinha o corpo estonteante da irmã mais velha. Mas o seu rosto era tão bonito quanto o da irmã. Os olhos eram igualmente azuis. Pálpebras inchadas, escleróticas avermelhadas, que derramavam uma gota atrás da outra.

- Não temos outra saída. – Sunip estendeu o braço e com a mão, tocou a mão de Katrin.

A moça tirou suas mãos bruscamente. A musculatura do seu queixo se enrijeceu.

- Não me toque. – Na sua aspereza, gotículas de saliva dispararam, enfurecidas.

- Tenho de te levar. Você concorda?? – Sunip levantou o tom de voz. Olhou para o banco da frente, onde o impassível motorista – naqueles tempos, ainda havia carros coletivos dirigidos por motoristas humanos – olhava para o lado dedilhando o volante. O sujeito de aspecto do oriente médio nem levantou os olhos para o retrovisor. O plástico duro e transparente que os separava do motorista isolava o som. Pelo menos deveria funcionar desse jeito.

Katrin levou a mão ao rosto, escondeu a face. Deixou o choro tímido despencar sem freios. Virou-se de costas para Sunip, abraçou as próprias pernas e chorou à ponto de soluçar. Mas nada respondeu.

Sunip olhou para o painel do carro, onde uma tela exibia "Breaking News: 10 de julho de 2027. Governo Norte-Americano acusa o governo russo de estar por trás de mais uma tentativa de golpe no Paquistão. A cambaleante democracia islâmica, seguidamente contestada, via o crescimento de fundamentalistas com evidente apoio iraniano".

Sunip tocou a tecla de seu aparelho celular, olhando o mapa e o tempo que faltava para chegar ao destino: 108, Veringstraβe, onde havia sido construído um dos grandes arranha-céus da cidade, abrigando na sua maioria, imigrantes.

O apartamento tinha os cheiros de sua infância. Nele ainda morava o seu irmão mais novo, Mehmet, da mesma idade de Katrin. O velho, o Sunip pai, careca brilhante e um par de óculos sobre o grande nariz aquilino, coçava a espessa barba com fios brancos.

Do outro lado do sofá puído e com discreto odor de mofo, Armin olhava as próprias mãos, entre os joelhos, sem nada dizer.

A mãe de Armin trouxe um chá gelado e colocou-o sobre um pequeno banco plástico para lhe servir de apoio. Colocou os dois copos de vidro, despejou o gelo.

- Como está quente... – ela quebrou o silêncio. O sorriso dissipou rápido, dedos trêmulos ao servir o chá. – Se em julho está quente desse jeito, imaginem em agosto.

Pai e filho continuaram em silêncio. Armin contando os dedos, o velho Sunip, sentado no sofá, de frente para a janela, respirando ofegantemente, coçando a barba cerrada.

A mãe, uma senhora de pele muito clara, se afastou arrastando o chinelo de couro sobre o assoalho e fechou a porta atrás de si.

Depois de longos segundos, o velho Sunip se ergueu do sofá puído, colocando os punhos fechados na cintura, olhando pela janela escancarada, vãmente esperançosa de algum vento refrescante.

- Eu te avisei sobre essa alemãzinha. – Voltou-se para o filho. – Você precisa se casar com uma muçulmana.

Armin continuou contando os dedos.

- Eu disse que isso não ia dar boa coisa. Ela não passa de...

- Ela não é uma vadia. – Armin defendeu Katrin.

- Então me conta aqui, rapazinho... Se não fosse uma puta, por que ela está agora com um filho seu na barriga? – o velho levantou o tom se aproximando do filho, erguendo o punho na direção do rosto do jovem.

Armin levantou o cotovelo, ato reflexo de autoproteção.

- Você é um obstinado, um orgulhoso. Maldita a hora em que me casei com uma albanesa. Devia ter criado vocês aos moldes turcos. – O velho esbravejou olhando para o teto.

- Você vai poder me emprestar o dinheiro ou não? – Armin Sunip se ergueu de pé.

- Onde ela está?

- Lá embaixo, me esperando no Taxi. Vai me emprestar ou não?

O velho pegou uma carteira surrada do bolso. Foi tirando notas de papel.

Armin olhou para o piso, ouvindo o farfalhar das notas de Euros.

- Mil e quinhentos são suficientes. – Armin ergueu os olhos para o pai.

- Leva esta menina em algum lugar decente. Sei que há umas clínicas de aborto que são um açougue. Não vai ser por falta de dinheiro.

- Obrigado, pai. – Armin pegou as notas. Expirou com alívio pesado. Dirigiu-se para a porta de saída. Abriu-a vendo o enorme corredor com outros tantos apartamentos.

- Não vai despedir de sua mãe?

- Diga a ela que lhe mandei um beijo.

Armin saiu resolutamente para a direção do elevador.

Na porta, o velho Sunip, punhos na cintura, olhava para o filho, que apertou a botoeira do elevador sem olhar para trás. A mãe de Armin surgiu de dentro, arrastando o chinelo de couro pelo assoalho gasto.

- Você estava ouvindo por trás da porta, não estava? – o velho disse com tom grave.

- Ele é nosso filho.

- Se eu tivesse certeza de que essa vadia carrega o meu neto, eu o receberia. Mas bem pode ser filho de qualquer um.

- Meu querido, a menina não tem nem dezessete anos!

- Uma puta do mesmo jeito.

- Armin só tem 21...!

- Para encher a barriga da putinha alemã ele não é menino, não é mesmo?

O velho empurrou a esposa para dentro e fechou a porta atrás de si enquanto o filho descia pelo elevador.

- Sejam todos bem-vindos ao Vlog DeutschAfrika! Hoje estamos aqui com o grande inventor do Ecopig. O Doutor Armin Muhammad Sunip é Médico formado pela Universidade de Tübingen, mestre em Cirurgia robótica pela mesma universidade, Doutor em Cybernética pela Universidade de Stuttgart, com um pós-doutorado em nanobótica pelo MIT, nos Estados Unidos. – A vlogueira sorriu para a câmera. E prosseguiu: – Nasceu em 2006 em Hamburg. Casado, 42 anos, dois filhos. – A apresentadora virou-se para o entrevistado, na tela de seu computador. – Bem-vindo, Doutor Sunip.

- Obrigado. – A curta duração do sorriso, uns milissegundos, denotou o desconforto do entrevistado com aquelas câmeras apontadas para ele.

A vlogueira era filha de pai africano e mãe alemã de origem afegã. Cabelos ondulados castanhos sobre a pele escura, cor de terra molhada. Grandes e sedutores olhos negros, intensa maquiagem nos cílios. Dentes muito brancos, lábios grossos de uma africana. A vlogueira tinha aquele viço maduro das mulheres de quarenta anos.

- Doutor, o senhor e sua equipe ganharam muito espaço na Internet por causa do Ecopig. É mesmo um clone de porco modificado?

- O vídeo que enviei da Universidade apresenta uma explicação mais detalhada, caso os espectadores queiram se aprofundar. – Com o cursor de seu computador, o pesquisador circulou o arquivo carregado na tela. – A rigor, o Ecopig é uma nova espécie. Foi gerado a partir de células de um embrião de porco Angeln Saddleback. Promovemos a substituição de parte do genoma original por meio de seletores CRISPRs e nanobots desenhados especificamente para a função de alterações cromossômicas. A nova espécie está geneticamente adaptada para digerir plásticos, tanto duros quanto moles. Para conseguir o Ecopig, fizemos uso de duas tecnologias. A tecnologia de bactérias CRISPR nos permitiu alterar configurações metabólicas nos embriões dos porcos. Os nanobots, conhecidos como anammenócitos, têm a propriedade de se ligar com tecidos existentes, podendo assumir características histológicas das células vizinhas ou emprestando outra funcionalidade para o tecido ao qual se ligou.

- A mesma técnica usada nas cirurgias plásticas definitivas, certo?

- Sim, no caso das plásticas definitivas, células tronco do indivíduo pelo processo CRISPR são implantadas junto com anammenócitos. O resultado é o crescimento de um tecido que elimina células com telômeros curtos, envelhecidas, substituindo-as por células jovens, com alto teor de telomerase.

- Doutor, esses telômeros regulam a idade de uma célula?

- Longevidade é a melhor palavra. No caso das plásticas definitivas, as células defeituosas, que causam rugas ou degeneram as camadas de colágeno são eliminadas pelos anammenócitos. Moléculas sintetizadas pelos anammenócito marcam células com uma característica qualquer, positiva ou negativa. Se for positiva, é preservada, se negativa, a célula é eliminada. Células degeneradas que causam a velhice, ou por encurtamento do telômero, ou por seu defeito, são eliminadas.

- Mesma tecnologia do combate ao câncer?

- Sim, hoje uma grande parte das neoplasias malignas são tratadas assim.

- No caso da plástica definitiva, a aparência é de um tecido que não envelhece.

- Na prática, mesmo os anammenócitos tem tempo de vida útil. Nada dura indefinidamente, apesar dos profissionais de marketing terem batizado o processo de "plástica definitiva". Porém, a medicina estética realmente tem conseguido resultados significativos.

- Sei disso. – A vlogueira sorriu piscando um dos olhos. – Sabe quantos anos eu tenho?

- A julgar pelo rosto, uns 25. Pela voz e pelas mãos, uns 40.

- Tenho 62. – Sorriu sem esconder o orgulho. – Sou bem mais velha que você. Nasci no século XX. Tenho cobertura de 70% do corpo com tratamento por anammenócitos.

- .... – Pela primeira vez Sunip sorriu à vontade. – Continuo não tendo muito jeito com mulheres. Sempre erro a idade.

Lisonjeada e sorrindo, a vlogueira ergueu os cabelos pretos e cacheados sobre a cabeça, prendendo-os ao alto.

- Meus seguidores me conhecem, doutor. O corpinho é de vinte e oito.

O cientista sorriu prudente e silenciosamente. Se a elogiasse, seria considerado um assediador sexual. Se a depreciasse, seria rotulado de misoginia.

- Voltando ao Ecopig. – A vlogueira prosseguiu.

- Sim, aquelas bactérias, as CRISPR, se somam aos anammenócitos para formarem tecidos muito resistentes à ácidos, fenóis e formaldeídos. O Ecopig é um porco cujo estômago foi revestido de um tecido resistente à ácidos gástricos mais agressivos. Os ácidos são resultado de modificações genéticas das vesículas e glândulas secretoras, por meio da técnica CRISPR. O revestimento é resultado do uso de anammenócitos permeáveis aos ácidos gástricos. Com isso o estômago do porco passou a ser capaz de degradar polímeros pesados.

- Ou seja, porquinhos que comem plástico.

- Comem plástico e praticamente todo tipo de detrito orgânico, natural ou sintético, transformando-os em carne com baixo teor de gordura. – O Doutor fez uma pausa – Possuem outra vantagem: o estrume produzido é excelente insumo para produção de adubo, com baixas emissões de gases sulfurosos e metano.

- Os Ecopigs estão sendo testados há quanto tempo?

- Nossas primeiras espécimes, nós as criamos há uns dez anos atrás. Um porco entra em fase adulta reprodutiva por volta de um ano e meio. Conseguimos gerar os primeiros filhotes de uma ninhada de porcas modificadas pela primeira vez. Todos nasceram saudáveis. Aguardamos a segunda geração saudável de porcos para iniciar a produção em larga escala.

- Quando poderemos comer carne desses porcos?

- Para o consumo humano será necessária a liberação das autoridades sanitárias. Isso toma um tempo. A primeira aplicação dos ecopigs será em usinas de reciclagem para digestão de plásticos residuais. Depois faremos testes com o uso da carne dos ecopigs no fabrico de ração de cobaias caninas. Dez anos é uma boa estimativa de prazo para avaliar a ingestão da carne e as consequências nas cobaias. A etapa final, se tudo der certo, será a liberação da carne do ecopig ao consumo humano.

A vlogueira sorriu com rosto admirado.

- Com a vantagem de ser ainda mais barata que a carne sintética.

- O que você quer sugerir com isso? – Armin Sunip estava preguiçosamente esparramado no encosto reclinado de um carro elétrico autônomo. O grande painel sem manche projetava videonotícias no para-brisas do veículo. Um "hit" da internet naquele dia: a imagem de um alegado ser humano modificado andando pelas ruas de Shanghai.

- Que os protocolos de Nova Delhi 2036 para controle da manipulação genética nunca foram seguidos pelos chineses. – O assistente do Prof. Sunip, um jovem de 24 anos, estava sentado ao seu lado. O jovem foi selecionado em um concurso internacional de talentos na pesquisa genética avançada. Guatemalteco criado nos Estados Unidos e radicado no Canadá, seu nome era Elisha Lopez.

- Isso é mito desde antes da Guerra da Água.

- Mas e esse vídeo que acabou de ver?

- Qualquer editor de vídeo barato faz isso. Verificou a certificação do conteúdo?

- Certificação inconclusiva.

- Já podia imaginar.

- Então, não acredita que eles estão fazendo pesquisa com adequação cromossômica humana?

- Conheço bem os professores do departamento de genética aplicada da Universidade de Shanghai. – Fez um movimento negativo com a cabeça.

- Ora Professor, o meio acadêmico...

O carro circulava por ruas de Berlim em meio a uma chuva miúda. Ouvia-se apenas o zumbido distante dos rolamentos das rodas. A noite começava a cair, devia ser umas vinte horas de um dia de verão europeu.

O "Ora Professor, o meio acadêmico" dito por Lopez era muito eloquente, embora inconclusivo. Tocar no assunto do esvaziamento da produção universitária não era novidade alguma. Mas Sunip, que havia dedicado a vida à carreira universitária, ficava visivelmente desconfortável, quando era esse o assunto.

Reconhecer que inovações e pesquisas eram feitas em qualquer botequim de beira de estrada era um insulto. Um adolescente devidamente equipado com uma rede ótica de qualidade, computadores com alguns zetalhões de operações aritméticas por segundo, e um software esperto de inteligência artificial podia ser candidato ao Nobel.

- Precisamos acertar o escopo dos seus trabalhos. – Sunip rompeu o silêncio incômodo.

- Sim, professor.

- Oportunamente vou detalhar um de nossos projetos iniciados há uns dezoito anos.

- Com que dinheiro o senhor vem financiando esse projeto?

Lopez ainda não conseguia se desvencilhar da formalidade do cargo de professor, chamando-o de "senhor". Olhou à sua volta com admiração.

Estavam em um galpão em Stokowfurt, vilarejo da área de Grünheide, a sudeste de Berlim. O galpão deveria ter uns 70x15 metros. Ao lado de outras construções menores, se situava em uma grande área cercada e rigorosamente vigiada, cravada no meio de uma floresta. O galpão estava cheio de equipamentos. Robôs de segurança armados circulavam por uma barra horizontal entre guaritas, no alto da cerca.

- Nossos principais financiadores são fundos de investimentos, os quais não posso mencionar, para não ferir o acordo de confidencialidade. Também temos recursos do Departamento de defesa da União Europeia e da OTAN.

Lopez puxou um lenço do bolso para limpar os óculos e caminhou na direção de uma grande mesa onde havia uma espécie de bolsa plástica pendurada dentro de um cilindro que parecia ser de vidro, com mais de quatro metros de altura e cerca de um metros de diâmetro.

- Isso parece ser um... – Lopez apontou para o cilindro atrás de si.

- Uma cápsula amniótica. Sim, é isso mesmo, um útero artificial.

- Estamos em uma fábrica para os ecopigs?

- Você já assinou a adesão ao projeto, conforme te falei? Leia muito bem as cláusulas de confidencialidade e sigilo.

Lopez tirou os óculos e se contorceu na cadeira na tentativa de se alongar. Coçou os olhos, bebeu o resto de café frio em sua xícara. Fez uma careta e foi à pia conjugada com o seu escritório no apartamento alugado havia semanas, em Berlim. Jogou o café fora.

Um tilintar suave acusou chegada de mensagem em seu computador de pulso e tratou de abri-la ao ver o remetente. Era a autorização de acesso físico ao Núcleo de Aceleração Citoreprodutiva – ou ZBK[1] – nome do complexo de edifícios em Stokowfurt, conduzido pelo Prof. Sunip.

Três semanas tinham se passado desde que havia assinado os “termos de confidencialidade e outras avenças”, para ter acesso aos resultados das pesquisas e desenvolvimentos. Foram mais de duzentas horas dedicadas a vídeos explicativos e “Papers” científicos, alguns destes ainda não publicados.

Era domingo, 22h00 em Berlin. 15h00 em Montreal seria um bom horário.

- *Hola, mi princeza*. – Lopez colocou o dispositivo holoprojetor no centro da mesa onde iria comer alguma coisa. Foi à geladeira, achou um sanduíche frio e uma caixa de leite.

- Achei que fosse me ligar às 17h00. – A jovem projetada pelo holoprojetor era uma morena de cabelos muito pretos, olhos indígenas. Sorriu satisfeita.

- Ia ficar muito tarde. – Emborcou a caixa de leite na boca. – Estou exausto. Amanhã irei presencialmente ao laboratório de que falei.

- Acha que isso vai te dar projeção?

- A Alemanha está voltando a ter mais relevância depois da Guerra da Água. Mas você sabe, conseguir uma vaga de pesquisa

[1] Zytoreproduktiver Beschleunigungskern

na China é uma batalha. A Índia, destroçada, não contrata pesquisadores tão cedo.

- Acho melhor a Alemanha – a moça, de nome Juliette, sorriu com olhos negros brilhantes. – A Alemanha é mais parecida com o Canadá. Será mais fácil minha adaptação.

- Não desisti da China, mas o Professor que me contratou me deixou motivado.

- Como é mesmo o nome dele?

- Mesmo que eu te fale, dei autorização para restrição de informação. Um software de IA da Universidade vai embaralhar o que eu disser, e a informação não sai dessa sala. Você vai ouvir um punhado de sílabas sem sentido.

- Sou boa de leitura labial.

- A IA vai borrar a imagem da minha boca, também.

- Sério?

- Sunip.

- Oh.... – Ela sorriu surpresa – Sua boca embaçou e ouvi umas sílabas sem muito sentido."Pargash"? É esse o nome dele?

- Não.

- Está mesmo cansado, não é?

Ele ergueu as sobrancelhas.

- Você costuma ser mais falante.

- Concentração.

- Quando poderei ir até você?

- Opa, uma mensagem do meu professor.

- No domingo à noite?

- Sim, amanhã ou depois eu te chamo.

- Beijo.

- Tchau. – Ele apertou o ícone na tela de seu computador de pulso e o holoprojetor se desligou.

Jogou o sanduíche frio no prato à sua frente.

Olhou o anel de noivado em sua mão direita. Tirou e recolocou o anel repetidamente. Ergueu-se. Foi ao vaso sanitário, aliviou a bexiga. Deixou o anel de noivado em cima da tampa da caixa de descarga.

FIGURA SUNIP E ELISHA NO CARRO AUTÔNOMO

Elisha Lopez

Quando Elisha Lopez entrou desacompanhado pela primeira vez no ZBK, o fez pelo portão fontal, usando o sistema de reconhecimento biométrico dos computadores do Centro. Isso lhe permitiu passar sem constrangimento pelos robôs fortemente armados das guaritas. O único vigia de segurança humano naquele momento estava comendo pachorrentamente uma marmita em sua sala de segurança ao lado da guarita oeste, e nem se deu ao trabalho de olhar para o recém-chegado.

Elisha passou pela área que já havia visitado, e desta vez autorizado, se dirigiu para a porta do elevador que daria para os andares de baixo. Ele não sabia se eram dois ou três andares, mas suspeitava, considerando o sistema de renovação, climatização e exaustão de ar, que se tratava de mais de dois andares.

Colocou sua palma da mão estendida sobre o leitor, olhando para a câmera de identificação biométrica.

- Bem-vindo, Sr. Lopez – disse o sistema de controle por meio de uma saída de som ao lado da porta do elevador.

- Obrigado. – Ele disse e seu padrão vocal foi aceito. A porta do elevador se abriu em uns poucos segundos.

Sunip trouxe um copo de isopor vegetal fumegante e colocou na frente de Elisha, que agradeceu com um gesto de cabeça.

- O pagamento mensal da sua bolsa precisa ser remetido para os financiadores. – Sunip sentou-se diante de Elisha.

Estavam em uma sala de reuniões com um quadro branco rabiscado em várias cores, com modelos de sequenciamento genético, diagramas de programação de nanobots, alguns cálculos. A mesa oval tinha oito lugares e os dois ocupavam suas cadeiras, frente a frente. A luz branca do alto, dura, lhes dava sombras caveirosas no rosto. Em um canto havia caixas de papelão empilhadas, uns frascos vazios soltos. Um armário do outro lado da sala tinha alguns antigos notebooks, uma caixa vazia que embalou algum robô do laboratório. Por fim, revelando a *persona* academicamente conservadora de Sunip, alguns livros caprichosamente de pé em uma estante.

- O fato de ter que ser aprovado pelos militares costuma demorar. Portanto, os teus primeiros dois ou três salários deverão chegar atrasados. O laboratório vai te adiantar os valores. Após aprovação, o primeiro pagamento da bolsa será no valor acumulado. Descontaremos o valor adiantado.

- Sem problemas. – Elisha se levantou da cadeira e pegou um dos livros no armário e os folheou. – "Modelamento matemático e programação nanobótica" de Murnau & Vandeesh Singh. – Fez uma pausa, virando-se para Sunip, sorrindo. – Esse é um clássico. Nunca tinha visto um desses em papel. Primeira edição de 2032!

- Modelamento não é minha especialidade. Por isso você está aqui. – Sunip teclou seu relógio de pulso e uma tela se iluminou no tampo da mesa que utilizavam para tomar o café. – Você viu os vídeos e leu os artigos publicados sobre nossos trabalhos. – Sunip se levantou, pegou o livro na mão de Elisha e o devolveu para a prateleira, limpando cuidadosamente a sua lombada.

- Sim.

- Preciso de você para acelerar o processo de ajuste dos nanobots. O processo de mandar especificações, recebimento de remessa, testes, devolução, nova remessa, e assim por diante, isso toma muito tempo de pesquisa.

- Entendi que vocês querem que eu simule os nanobots para sermos assertivos e recebermos remessas sem necessidade de ajuste.

- Exato.

- Os nanobots são confeccionados aqui mesmo na Alemanha?

- A firma é a Nanobotics, de Michigan, mas a fábrica está na Irlanda.

Sunip tocou a mesa, uma tela se abriu e nela surgiu uma lista de arquivos de vídeo. Teclou em um arquivo específico e a lâmpada dura sobre eles diminuiu a intensidade e no lugar do seu facho, surgiu a projeção holográfica de um embrião.

- Este é o Eco 20480714 16:32.

- Ele tem apenas um mês desde a fecundação. O número de série é a data de fecundação, correto?

- Exato, e como pode ver... – Sunip fez um gesto em torno do embrião holográfico e ele girou gentilmente. – Temos diversas ulcerações aqui... – apontou a imagem – aqui e aqui. Um *scan* de ressonância mostra o grande tumor maligno na região do estômago, aqui. Suspendemos o crescimento do embrião na semana passada.

- Entendo.

- Os anammenócitos-M, os nanobots marcadores, identificaram as células de crescimento irregular, marcaram-na com a proteína Idenase-PPX, mas por alguma razão, e precisamos identificar essa razão bem rápido, os anammenócitos-D não destruíram as células marcadas. Antes atacaram linfócitos do animal.

- O ecopig teve câncer.

- Síndrome de imunodeficiência também. – Sunip voltou a tocar na mesa. – Esse arquivo tem a especificação do anammenócito usado. Estou criando uma partição dos servidores com o nome de Elischa.

- Elisha, sem "c".

- Nunca tinha visto esse nome.

- Nome de um Pastor que fundou em 1882, a primeira Igreja presbiteriana na Guatemala, terra natal dos meus pais.

- Então você é cristão.

- Não. Sou irreligioso. Meus pais queriam que um dia me tornasse pastor, mas me rebelei. – Elisha sorriu com orgulho.

- Muito bem, o arquivo está na partição com o seu nome.

- O que exatamente espera de mim?

- Temos o sistema *Imaginatrix*, de inteligência artificial especialista em simulação. Use-o e descubra o motivo da falha dos anammenócitos, e traga uma solução para nós.

- Para quando você espera o resultado?

Sunip tirou os óculos e ia abrindo a boca para responder.

- Para ontem. – Lopez se antecipou.

- Sim.

Sunip recolocou os óculos com um esboço de sorriso.

- Venha, vou mostrar a sua sala de trabalho quando estiver no núcleo. – Sunip abriu a porta e saiu andando.

- Aquela porta do outro lado, o que é? – Elisha Lopez apontou à direita do corredor.

- A de metal hermético? – Sunip viu Elisha balançar a cabeça afirmativamente. – É a porta de entrada para a área de crescimento dos modelos vivos.

- Onde estão os porquinhos.

- Sim. Onde também estão as bactérias e vírus associados à flora dos porquinhos, que evitamos que se propaguem por aí.

Elisha dedilhava sobre o quadro branco em sua sala do ZBK. Enquanto dedilhava, mordiscava um dedo que segurava o pincel de escrita.

- Por que você diz que o parâmetro param_32 está incorreto?

- Por causa da variação dos resultados obtidos na simulação. – Era a voz do sistema Imaginatrix falando pelo sistema de áudio. – O desvio padrão do resultado da função “Captura” é de

18,4%. Quando isolamos o param_32, o desvio para os demais 923 parâmetros cai para 0,3%.

Elisha jogou o pincel no apoio do quadro branco. Bufou expressando o limite inferior de sua paciência, desabando na poltrona. Xingou um palavrão.

- Estou empacado nessa porcaria de parâmetro há vinte dias!! Você não me dá uma ideia?

- Já te exibi a lista de sete possibilidades de correlação que podem causar erro. – O Sistema escreveu na tela principal do seu computador de mesa. Um longo texto com sete recomendações, as quais Elisha já tinha lido e relido mais de vinte vezes.

Havia recebido o problema técnico havia mais de dois meses e ainda não tinha encontrado a solução que o Prof. Sunip havia encomendado. Ao receber a tarefa, julgou que iria dar conta da coisa em dois dias. Sorriu com desdém para o seu Professor Orientador. O rosto de Elisha se corou ao lembrar do sorriso jactancioso de dois meses atrás.

- Preciso pensar em outra coisa. – Elisha olhou para a porta hermética de metal que levava ao laboratório de manipulação embriônica, à qual ele não tinha acesso, "ainda". O "ainda" havia sido dito por Sunip quando Elisha lhe pediu permissão, mas recebeu um "Não" bem germânico.

Uma das mulheres do laboratório passou com seu jaleco branco, mexendo em algo no bolso. Apertou o botão do elevador.

Elisha não pensou duas vezes. Tratou se se levantar e correu para a direção dela, antes que a porta do elevador se fechasse.

- Oi... – ele sorriu para a moça.

- Boa tarde. – Ela sorriu por meio segundo.

- O pessoal aqui não é muito de se sociabilizar, não é?

- Como assim?

- Ninguém me apresentou para você.

- Entendi. – Ela estendeu a mão na direção de Elisha. – Meu nome é Julia. Julia Dahlmann-Piña. – Meu trabalho no ZBK é na maioria remoto. Como a meteorologia avisou que teríamos uma inversão radioativa, o Prof. Sunip me solicitou que viesse até que os ventos mudassem.

Elisha observou a jovem. Também devia ter menos de trinta anos. Cabelos castanho claros, quase loiros, olhos verdes acinzentados. Um belo rosto. Seria linda, se não fosse um pouco gordinha.

- Não sou assim tão bom no alemão, mas você não é daqui. Correto?

- Não, sou estrangeira.

- Americana?

- Argentina.

- Legal, minha origem é guatemalteca. Podemos tentar o espanhol, se quiser.

- *Mucho gusto*. – Ela sorriu, enquanto a porta do elevador se abriu. Saíram, e Elisha percebeu que ela caminhava rapidamente para fora do complexo, ao ar livre.

- Escute, não é mais seguro ficarmos do lado de dentro? – Elisha tomou a liberdade e a segurou pelo braço. – Você sabe, a inversão radioativa do Industão.

- É que não aguento mais ficar confinada. – Ela sorriu e se desvencilhou. – Preciso fumar.

- Te acompanho.

- Não precisa. O risco eu assumo.

- Na verdade acho essa neura de radiação meio exagerada. Afinal a Guerra da Água acabou há um ano e meio e as bombas nucleares explodiram Islamabad e Nova Delhi bem antes disso. A concentração de isótopos...

- Sim, a concentração de isótopos na atmosfera caiu. Mas dizem que é prudente se proteger. – Ela pegou uma espécie de capa de chuvas que lhe cobria todo o corpo, inclusive os pés, e a vestiu. Elisha fez o mesmo, indo aos escaninhos que estavam antes da porta de saída. Pegou uma capa do seu tamanho.

- Então por que estamos caminhando para fora?

- Porque preciso fumar.... – Ela sorriu misturando impaciência e desconforto.

Assim que a porta do galpão se fechou atrás automaticamente, ela acendeu um cigarro e tragou como se fosse um nadador voltando à tona depois de dois minutos debaixo da água. Espirou a fumaça para cima, no ar.

- Uma loucura, não é mesmo? Cento e doze milhões de pessoas mortas no ataque nuclear. Imagina se tivessem sido mais do que vinte ogivas.

Julia olhou para Elisha sem muita vontade de conversar sobre o lugar comum. Novo sorriso breve.

- Quer a máscara de proteção?

- Com ela não consigo fumar. – A resposta óbvia dessa vez não teve nada de gentil.

- Afinal.... – Elisha tentou mais uma cartada. – Qual o seu ramo de pesquisa?

- Psicologia comparada. – Ela soltou nova baforada de fumaça.

Silêncio que permitiu ouvir o vento com isótopos pesados farfalhando as folhas das árvores. Julia o olhou, soltando mais uma baforada. Inspirou pesadamente, indicando alívio. Os olhos se fecharam olhando para cima. Ela parecia estar entrando no Nirvana. Na cabeça de Elisha, nenhuma ideia nova de assunto. Nova baforada. Mais uma.

- Aqui na Europa ainda se fuma muito, não? No Canadá quase não se vê fumantes.

A moça deu uma última tragada, jogou o resto do cigarro no asfalto molhado, pisou em cima e chutou o restolho para perto de uma lata de lixo junto à porta deslizante da entrada do galpão. Fez uma contorção do rosto em formato de sorriso, sem exibir os dentes. Pelo menos pareceu ser um sorriso. Entrou de volta ao galpão.

Elisha não a seguiu.

Olhou para o céu nublado, a chuva fina. Lembrando-se dos isótopos, sentiu um arrepio na coluna. Entrou rapidamente de volta ao galpão, se livrando da máscara de respiração e da capa de chuva umedecida, como se tivesse emergido do esgoto.

Chovia fino lá fora. Elisha mal podia imaginar o quão difícil era permanecer tanto tempo encerrado em um lugar, trabalhando nele, dormindo nele, comendo nele, vendo as mesmas pessoas. Seis dias fechado no ZBK já começavam a levá-lo à loucura.

Convenceu-se de estar perdendo a sanidade quando falava sozinho em seu escritório. Havia silenciado o *Imaginatrix* para devanear. O sistema inteligente era comunicativo demais para a sua necessidade naquele momento.

- Definitivamente não conseguiria trabalhar nas missões planetárias. – Caminhava em torno de sua mesa. – Quando fui reprovado nos testes de candidatura para uma missão à Ganimedes, a segunda missão tripulada a Ganimedes, eu fiquei bravo. – Continuava caminhando em torno da mesa. – Mas hoje eu sei que não conseguiria ficar meses confinado em consciência, em uma viagem destas, convivendo com apenas cinco ou seis tripulantes e dúzias de robôs.

Uma leve batida na porta e ela se abriu tirando o jovem matemático de seu devaneio.

- Tudo bem, como vão os trabalhos?

- Bom dia, Prof. Sunip. – Elisha não era muito bom no quesito modéstia, e o sorriso deu a entender que estava tudo bem.

- Este é o Tenente Davis. – O Prof. Sunip disse em inglês e escancarou a porta. Atrás dele, um homem negro, forte, intimidador em seu uniforme militar.

O homem negro estendeu a mão sem sorrir.

Sunip o cumprimentou.

- Estou apresentando o pessoal da equipe ao Tenente.

- Tenente Davis, Departamento de Defesa dos Estados Unidos da América. – O militar cruzou as mãos diante da cintura, o quepe entre os dedos.

- O Assistente Lopez é pesquisador em matemática aplicada nanobótica. – Sunip sorria um sorriso incongruente com sua aparência sempre tão austera.

- É ele quem irá apresentar os resultados em Bruxelas. – O militar afirmou em tom de pergunta.

- Sim, é ele.

"Eu vou?" – Elisha se perguntou em silêncio.

- Prazer, Dr. Lopez. – O militar estendeu a mão em uma despedida. – Precisamos que o senhor nos ajude a entortar os resultados e ver o projeto sob outra ótica.

Elisha dessa vez sorriu sem graça, estendeu a mão para o militar. Recebeu o forte aperto de mão e o militar saiu acompanhado do Dr. Sunip. A porta bateu delicadamente.

- Que diabo é isso de entortar o projeto e ver de outra forma?

Não precisou de muita reflexão. Algumas horas depois tudo ficou muito claro. Apesar de não conseguir ouvir o que diziam, percebeu o clima tenso e áspero da reunião ocorrida na sala de conferência. Foi um bate-boca tenso. O militar saiu pisando firme acompanhado de outros dois militares. Da sala saíram, em seguida, o Prof. Sunip e outros três assistentes, um deles a argentina Julia. Todos os quatro de cabeças baixas.

- Boa noite, Prof. Sunip. – Elisha bateu a porta do Professor responsável pelo ZBK. Enfiou a cara discretamente, porta entreaberta. Normalmente a porta de sua sala estava sempre aberta. – Posso falar?

- Entre, Elisha. – Sunip estava olhando para o nada, sentado em sua mesa, a tela da mesa acesa, com gráficos. Os cotovelos sobre um dos gráficos. Voltando a si, Sunip apertou um ícone e os gráficos desapareceram do tampo da mesa. – Tome um lugar, por favor.

- Bem... – Elisha entrou na sala, fechando a porta atrás de si. – As autoridades globais de climatologia anunciaram que a inversão radioativa dissipou. Voltamos à vida normal. – Puxou uma cadeira e apoiou nela sua mochila pronta para ir para casa. – Não vai para casa, hoje?

- Vou. Mas ainda demoro um pouco.

- São dezenove horas.

Sunip balançou a cabeça afirmativamente.

- O senhor não parece muito animado.

Sunip olhou seu assistente de cima à baixo. Foram alguns segundos denotando claramente que Sunip vivia uma tempestade cerebral de pensamentos contraditórios. Elisha também se perguntava o que ele estava fazendo ali, sem resultados, sem conclusões para a tarefa que lhe havia sido confiada. Masoquismo? Estava dando brecha para o seu chefe descascar críticas e até ofensas pela falta de resultados.

- Teremos financiamento da OTAN por apenas mais seis meses. – Sunip vaticinou com voz cavernosa.

- ... Os outros fundos?

- Certamente vão cortar, também.

- Mas pesquisa é sempre um investimento....

- Todos sabemos. Aquela conversa toda de investimento a fundo perdido, de que um insucesso sempre é um sucesso ao permitir evitar portas erradas no futuro. – Sunip recostou a cadeira e dedilhou dedos nas mãos fechadas, cotovelos na poltrona.

- Não deram uma luz no fim do túnel?

- A Comunidade Global está ganhando cada vez mais poder. Governos nacionais estão perdendo orçamento, e você sabe, as cadeiras vagas nos assentos nobres da Força Global de Segurança estão acabando. Há mais traseiros do que assentos.

Elisha baixou os olhos.

Havia sido melhor do que havia imaginado a princípio. Sunip não o demitiu, ou o reprovou. Olhou para a mochila, segurou suas duas alças, pronto para ir embora antes que fosse cobrado.

- Às vezes me passa pela cabeça entortar os resultados do ZBK como já vi acontecer no mundo acadêmico.

Elisha pegou as duas alças da mochila e por um momento lembrou-se da estrutura da proteína Idenase-PPX, cuja estrutura carbônica era de duas fitas paralelas, porém não retorcidas como a de um ácido nucleico. Destorceu as alças para carregar a mochila e ir embora.

- Professor.... – Elisha soltou a mochila e puxou uma cadeira. Seu coração disparou. Limpou a testa que havia umedecido de suor. – A proteína Idenase-PPX, ela tem uma estrutura geométrica que permitiria isomeria, correto? Ou seja, se torcemos uma Idenase levogira, ele se torna uma dextrogira.

A expressão de Sunip se desfez. Pela primeira vez, Elisha viu o Professor empalidecer.

- A simulação não considerou isomeria. – Os dois disseram juntos.

Como dois loucos, cada um correu para um lado. Elisha largou sua mochila para trás e retornou à sua sala, enquanto Sunip religava seu computador.

Bruxelas estava chuvosa. Era a hora mais luminosa do dia, mas o pouco de luz que entrava pela janela, emprestava uma coloração azulada e fria ao rosto do Professor Sunip. O pesquisador usava um tablet para rever a apresentação que seria feita em questão de minutos. Expressão séria, concentrada, de poucos amigos.

A apresentação mostrava como o ZBK havia conseguido reduzir o ciclo projeto e teste de RC-bots[2] para três dias. Isso dava um salto na qualidade dos ciclos de tentativa-e-erro, com uma

[2] Os RC-bots são nanorobôs ribossômico-centriolares. Nano robôs capazes de, sinteticamente, acelerar o processo de síntese proteica das células.

redução de quase 70% dos custos. Nisso os militares estariam interessados.

A descoberta da solução para a Idenase-PPX, que gerava amostras de nanorobôs inefetivos, por causa de sua isomeria, levou ao aumento de efetividade da antiga cifra de 70%, para seis noves[3].

Elisha andava de um lado para o outro na antessala e não podia deixar de se perguntar por que a argentina Julia Dahlmann-Piña os havia acompanhado até Bruxelas. O professor era o responsável pelo ZBK. Ele, Elisha, tinha sido o responsável por desatar o enigma da Idenase-PPX. Julia era apenas uma psicóloga.

Uma militar com uniforme da Força Aérea Americana abriu uma porta e percorreu a antessala. Aproximou-se dos três, falando aquele inglês yankee de quem não se constrange nem um pouco, se os demais tem outras línguas maternas.

- Os senhores podem me acompanhar.

Elisha buscou sua mochila e o casaco ainda umedecidos pela chuva que caía do lado de fora. Os três seguiram a militar americana até uma outra antessala. Outros militares de outros países, todos servindo a OTAN, diante de computadores. Nada disseram, olharam para os recém-chegados e voltaram às suas atividades.

- Limite-se a falar estritamente sobre sua pesquisa e do sucesso que obtivemos, ok? – Sunip falou baixo em alemão.

Elisha fez um gesto afirmativo. Uma outra porta se abriu e um oficial, de cabelos brancos, com uniforme britânico, se dirigiu a Sunip, sem sorrir, apertando-lhe a mão.

- Este é nosso novo assistente, o Sr. Elisha Lopez, matemático.

- Prazer. – Esmagou os artelhos de Elisha com os dedos fortes. Virou-se para a Argentina: -- Boa tarde, Julia.

Julia sorriu recebendo outro torniquete de cumprimento.

---

[3] Seis noves: Efetividade dos nanobots de obter aceleração de síntese proteica de 99,9999% das células visitadas.

O General britânico segurou o braço de Sunip e, sem sussurrar, lhe disse: "O clima está tenso. A Comunidade Global oficializou sua intenção de solicitar metade do orçamento da OTAN para suas forças. Ademais, está pedindo esclarecimento sobre nossos projetos de pesquisa. Seja direto e vamos ao que interessa, ok? Resultados. Resultados!"

Sunip fez um gesto positivo com a cabeça. O militar britânico fechou a porta atrás deles assim que entraram.

Sunip saiu tão sorridente do complexo militar-científico da OTAN, que não se incomodou com a proposta de contornar, à pé, o cemitério de Bruxelas. Iriam à pé do QG da OTAN, até seu hotel. Mesmo com a chuvinha fina de fim de tarde.

Julia e Sunip pareciam muito à vontade, quase aliviados com o resultado da reunião. Os Generais não prometeram dinheiro novo, mas a economia gerada com o processo de confecção dos RC-bots trazia um corte de custos do ZBK de mais de 21%. Na prática, lhes dava um mês e meio a mais de tempo antes da verba acabar.

Os dois falavam animadamente das incertezas que cercavam os modelos de projeção climatológicos. Ninguém sabia ao certo se a queda nas temperaturas médias da Europa no último ano, desde o fim da Guerra, era causada pela poeira radioativa em alta atmosfera, ou devido às décadas de redução de consumo de combustíveis fósseis.

- Professor... – Elisha interrompeu a conversa animada. – Somente hoje entendi por que os esforços em pesquisas na área de psicologia do aprendizado, mas eu preciso saber....

- O porquê da apresentação da Dra. Julia.

- Sim, e...

- Não podemos discutir isso em ambiente aberto. – Sunip parou de caminhar e apontou o indicador para todas as direções. – Não podemos presumir que, por estarmos perto do QG da OTAN, não sejamos hackeados por espiões.

Caminharam até um restaurante na Avenida Herbert Hoover, em Bruxelas. O restaurante estava vazio. O dono saudou o Professor Sunip com um gesto religioso, em árabe. Foram para o fundo do estabelecimento.

- Creio que podemos falar. – Sunip deixou sua mochila em uma cadeira e os três se acomodaram. Ele ligou seu tablet e aumentou o volume do som. – Tenho um software embaralhador de som ambiente. Vamos nos falar usando o computador de pulso.

Os três colocaram seus monofones auriculares. Sunip realizou a chamada para os dois.

- Bem Professor, desculpe a ansiedade. Entendi correto? Estamos fazendo experiências com embriões humanos. Não apenas pesquisa genética com porcos.

Sunip olhou para Julia, que fez um gesto positivo com o rosto.

- Não nos custa te lembrar que as cláusulas de confidencialidade que você assinou já previam que você não pode sequer mencionar os assuntos das nossas pesquisas a pessoas, computadores ou robôs fora da jurisdição do ZBK. – Julia se pronunciou.

- Sim, sei disso.

- Nosso projeto foi iniciado bem antes da Guerra da Água. Janeiro de 2034. Nosso objetivo é determinar processos e recursos necessários para ajustes genéticos em seres humanos visando a ampliação de habilidades necessárias para atividades de risco, em especial, a atividade militar.

Elisha nada disse. Por um momento chegou a pensar em recriminar os colegas por motivos éticos. "Vocês estão manipulando material genético humano!". Mas sua curiosidade sempre foi maior do que os escrúpulos morais.

- Em julho do mesmo ano realizamos nosso primeiro crescimento embrionário bem-sucedido extra útero. Foi o Modelo Zero.

Gerações

- Este é o embrião da quinta geração do Modelo zero. – O Professor Sunip apontou uma cápsula plástica cilíndrica e transparente, onde havia um bebê humano, aspecto disforme. Estava envolto no cordão umbilical. Do umbigo se enovelava até a outra ponta. Nessa ponta havia dutos metálicos para que se acoplassem aos tubos de nutrição da cápsula amniótica.

A cápsula, cilíndrica, como as demais, ficava em uma sala refrigerada no quinto subsolo do ZBK, na região de Grünheide. Aquele era um dos andares de acesso restrito, rigidamente controlado.

- Esta foi Eva 20410712. – Sunip fez uma pausa olhando para bebê disforme, o fruto do experimento. – Causa mortis: explosão autoimune. Viveu onze meses desde a fecundação.

- O nome Eva é por causa da primeira mulher da Bíblia?

- Não. – Sunip olhou para Elisha erguendo as sobrancelhas. – Eva porque "E" é a quinta letra do alfabeto. Ela é da quinta geração do modelo zero. No modelo zero ainda não tínhamos desenvolvidos os RC-bots, e tudo o que fazíamos era controlar o crescimento natural das células, eliminando células indesejadas através dos Anammenócitos. No modelo zero, as primeiras experiências da primeira geração foram batizadas de Adam e Anje, machos e fêmeas, respectivamente. Os de segunda geração foram Bernd e Barbara. Os da terceira geração, Christoph e Christine. Seguimos a sequência alfabética para cada geração de experimento.

- Quando substituíram o Modelo Zero pelo Modelo Um?

- Meados de 2045. Coincidiu com as poucas celebrações do centenário do fim da Segunda Guerra Mundial. Estávamos em plena Guerra da Água. – Fez uma pausa. – Conseguimos aumentar a efetividade dos Telobots-K e P, controlando explosão autoimune e a aleatoriedade dos cânceres, ao mesmo tempo que aceleramos o crescimento celular.

- Foi quando passaram a usar os RC-bots.

- Sim, nessa oportunidade já usávamos os nanobots ribossômico-centriolares para produção acelerada dos porcos. Já conseguíamos entregar ecopigs adultos com cinco meses de fecundação. Usamos a mesma técnica com nossos novos espécimes humanos. – Sunip apontou na direção mais ao fundo da sala. Caminharam até outra cápsula resfriada. Ele tocou a tela e surgiu a inscrição "Modelo 1 – 12ª Geração – Unidade Lars 20480209". Sunip teclou "exibir" na tela. A porta plástica cilíndrica girou, mostrando o corpo flutuante de um rapazinho ainda impúbere, com mãos e pés enormes, cabeça desproporcionalmente grande. – Causa mortis: Acromegalia e falência de órgãos. – Sunip disse.

- O processo de aceleração reprodutiva é muito difícil de controlar. Minhas simulações já mostravam que seria necessária uma coordenação das interações nanobóticas e celulares para evitar doenças genéticas e malformações. – Lopez argumentou.

- A coordenação entre nanobots e hormônios é crítica. O Lars 0209... – Sunip prosseguiu apontando para o rapazinho acromegálico à frente. – ...foi uma grande evolução. Conseguimos fazer essa coordenação até ele alcançar os 10 anos de idade fisiológicos em apenas 210 dias de fecundação.

- Apenas duzentos e dez dias de fecundação? – Elisha arregalou os olhos. – Então, com 420 dias teríamos um homem adulto de vinte anos fisiológicos.

- Lars foi uma exceção. Infelizmente no Modelo 1 a taxa de crescimento é explosiva, exponencial. Não conseguimos uma taxa constante e linear. Com 280 dias de fecundação, essa geração alcançaria 80 anos fisiológicos, e não vinte. Digo isso teoricamente. Nunca chegamos a produzir um espécime tão longevo. A média de sobrevida dos espécimens tem sido de dois anos e meio fisiológicos. A maioria entrou em falência generalizada por hipertermia ou sepse nanobótica. A aceleração do ciclo reprodutivo implica síntese proteica mais intensa, logo, metabolização acelerada de gorduras e carboidratos, e uma queima térmica que matava a maioria dos Lars e Lisas. Praticamente todos terminaram o processo de gestação antes dos 150 dias.

- Eles "fritavam"?

- Mais ou menos isso. Temperaturas cutâneas de 44 graus ou mais. O organismo humano não é capaz de suportar isso por muito tempo. Mesmo com o resfriamento da solução placentária, não conseguimos reduzir a hipertermia.

- A acromegalia foi resultado da explosão celular?

- O cérebro também explodia em crescimento, e a hipófise dentro dele. Houve assimetria de síntese das células da hipófise, que controla o crescimento. Daí a acromegalia.

- Pelo menos ele ia se divertir muito com um bilau desse tamanho. – Lopez deu uma gargalhada, mostrando o genital precoce do espécime.

Sunip encarou Elisha sem alterar a expressão do rosto. Lopez riu-se ainda por alguns segundos, até desfazer a expressão bem-humorada. Após alguns segundos, virou o rosto para a parede, lançando a próxima pergunta.

- Não há como coordenar uma taxa de crescimento menor, uma taxa acelerada em relação ao modelo normal, porém constante?

- Isso é precisamente o que nossos amigos militares nos solicitaram. – Sunip sorriu com certa ironia, como se dissesse "elementar, meu caro Watson".

- Então, este é o modelo 2.

- Exato. Precisamente para isso contratamos você e seus colegas.

No dia 8 de dezembro de 2048, uma terça-feira, o carro de Julia Dahlmann-Piña parou na sossegada Müllerstraβe – a placa da rua ainda tinha o β antigo alemão. Era um prédio de três andares, prédio novo, de uns dez anos, no máximo. O bairro ficava entre Marienfeld, Berlin, de um lado, e Teltow, em Brandenburg, ao sul. A arquitetura do prédio era pós-robótica. Já continha, por exemplo, um "dock" externo para recarga de bateria dos robôs.

Ao sair do elevador, Julia foi recebida pelo sorriso gentil de Drágica Sunip.

- Bom dia, Drágica, muito obrigada por me receber.

- Por favor, entre. – Drágica apontou para dentro do apartamento.

A argentina notou o aroma agradável de limpeza, sentando-se em uma confortável poltrona diante da grande tela desligada. A dona da casa logo chegou com uma bandeja com xícaras.

- Prefere chá ou café?

- Café, por favor.

Servidas, sentaram-se uma de frente a outra.

Drágica era uma bela mulher. Cabelos castanhos pouco acima dos ombros, olhos castanho-esverdeados, caprichosamente delineados numa sutil maquiagem cotidiana.

- Bem, Drágica, faz quatro meses que não a visito, por isso tomei a iniciativa de voltar. Está tudo bem com você e o Professor Sunip?

- Sim, sim, tudo bem.

- Você não precisa ficar constrangida, Drágica. Você se lembra. Tenho duas funções no ZBK: orientar as pesquisas sobre psicologia animal e dar suporte emocional aos profissionais envolvidos.

Drágica se recostou na poltrona, olhou para o alto. Inspirou lenta e profundamente.

- Temos tido algum problema de interação. Você sabe, Armin é do tipo reservado e calado. Mas nos últimos tempos tenho visto ele muito cabisbaixo. Não quer falar a respeito.

- Como você se lembra, Drágica, há assuntos no nosso centro de pesquisa que precisam ser mantidos em sigilo. Sigilo industrial até com cônjuges e parentes. Pode ser que ele tenha dificuldades em manter esse silêncio.

- Ele tem feito sessões com você? – a esposa de Sunip perguntou.

- Monitoro todos os profissionais do ZBK.

- O que ele fala dos nossos filhos?

- Quando fala dos filhos é quando ele se torna mais aberto, menos reativo.

- Ele ama os meninos. – Drágica sorriu dentes muito brancos.

Julia Dahlmann pediu licença e tomou a liberdade de ir até um porta-retratos eletrônico apoiado no beiral da lareira. O porta-retrato alternava fotos do casal, e dos meninos. Desde bebês até a idade atual. Iussuf, o mais velho, tinha cerca de dez anos. O mais novo, Boris, tinha cinco anos. Boris era o mais bonito. Tinha cabelos pretos – do pai – e olhos esverdeados, da mãe.

- Os meninos estão em casa? – Julia voltou-se para Drágica.

- Não, hoje eles têm escola presencial. Aula de esportes e socialização.

- São muito simpáticos.

- Eles são maravilhosos.

- Por que me perguntou se o Professor Sunip tem falado dos filhos?

- Aceita uns biscoitos?

- Obrigada.

- Fui eu quem fiz. – Drágica sorriu, abrindo um delicado pote de porcelana. A argentina pegou dois biscoitos, comeu-os, sentando-se novamente em sua poltrona.

Julia apoiou sua xícara vazia sobre a mesinha entre as duas.

- Então?

- Então o quê? – Drágica sorriu erguendo as sobrancelhas.

- Por que você me perguntou se o Professor Sunip tem falado de seus filhos?

A esposa do Professor Sunip apoiou os cotovelos sobre as pernas, cruzando os dedos das mãos. Os olhos miravam o carpete, depois o teto, depois a janela, voltando-se para a Argentina.

- Ele tem reagido como naquela época, em que Boris nasceu.

- O surto de stress.

Quando Boris Ahmetovic Sunip nasceu em 2043, o Professor Sunip o tomou nos braços, em prantos. Nos primeiros instantes a equipe que assistia Drágica, na cama de parto, interpretou a reação do pai como encantadora. Porém o pesquisador começou a apertar o bebê contra si, em choro convulsivo. O robô assistente teve de usar força física para separar o pai do bebê, pois o pai corria o risco de matar o próprio filho. Descontrolado, Sunip começou a se debater na sala de parto. Foram obrigados a sedar o Professor, para que deixasse a sala de parto e o filho recém-nascido.

Julia ainda não era a psicóloga assistente do ZBK naquela oportunidade, mas havia visto e revisto o vídeo daquela cena, uma dezena de vezes.

- Sim, as mesmas reações antes de Boris nascer. Andava de um lado para o outro, e um dia o peguei chorando em um canto da casa. Não quis falar nada.

- Ele fez isso recentemente?

- Ontem.

A clínica tinha um aspecto “politicamente correto”, com cartazes de estímulo ao poder feminino. Os tons da decoração eram quentes, puxados para o rosa. Assim que Armin Sunip e Katrin Schröder entraram, uma jovem de origem tunisiana se levantou, sorrindo. Usava um jaleco como o de um médico, um crachá identificando o seu nome, cabelos pretos presos no alto, atrás de um guichê de atendimento onde outras duas colegas assistiam outros dois casais.

- Bem-vindos à Casa de Vida e Alegria. – Ela apertou a mão dos dois recém-chegados. – Por favor, sentem-se.

Katrin Schröder se abraçava, como se sentisse frio, embora do lado de fora fizesse um calor quase tropical, apesar de estarem na Alemanha. Seus olhos azuis ficavam ainda mais azuis quando chorava. O seu nariz delicado e arrebitado também estava vermelho, e tinha coriza. Evitou de olhar para a recepcionista.

Armin Sunip sentou-se e baixou os olhos. Voltou os olhos para a tela atrás da recepcionista, que mostrava cena de bosques, parques floridos, mulheres lindas passeando em uma praia. No canto superior, o relógio acusava o tempo voando. Eram treze horas e dez minutos do dia 12 de julho de 2027.

- Vocês vieram fazer o procedimento? – a recepcionista tunisiana sorriu.

Sunip coçou os cabelos no alto da cabeça – naquela época ele ainda tinha cabelos. Olhou para a recepcionista.

- Quanto é?

- Vocês marcaram horário?

Sunip abanou a cabeça negativamente.

- Isso não é problema. Vocês têm o laudo médico-laboratorial atestando o estágio da gravidez?

- Sim.

- Já fizeram uma reunião de aconselhamento. Desculpe, mas é uma exigência legal.

- O laudo está aqui. – Armin mostrou um documento assinado na tela de seu celular para a recepcionista.

- Com licença. – Ela pegou o aparelho. – Nove semanas. Ótimo. Ainda não tem doze semanas. Sem o aconselhamento não podemos fazer o procedimento. Teriam que voltar outro dia. Mas podemos prover o aconselhamento, se quiserem. O procedimento custa mil euros. O aconselhamento são mais trezentos euros.

Sunip fez um gesto afirmativo com a cabeça.

- Carta de crédito?

- Trouxe dinheiro.

- Sem agenda, vou tentar um encaixe, tudo bem? – A recepcionista não mostrou surpresa por um pagamento em papel moeda, em uma época que ninguém fazia isso.

Novo gesto afirmativo de Sunip.

- Podem por favor preencher esse formulário?

Sunip pegou o tablet da mão da jovem tunisiana. Preencheu o nome de Katrin, sua data de nascimento, 12 de outubro de 2010. Seu endereço, escolaridade, atividade de Estudante, outras informações. No campo “A jovem grávida conhece o pai da criança?”, Sunip hesitou. Olhou para Katrin, com seu ar perdido e distante.

Marcou “NEIN” para a pergunta.

Preencheu o campo “Acompanhante” com o seu nome, mas identificou-se como “Amigo”.

- Obrigada. – A recepcionista pegou o tablet e entregou-o para Katrin. – Por favor, leia os termos. Na sessão de aconselhamento vamos percorrer o formulário e você deverá assinar. Ok?

Katrin, aspecto ausente, fez um gesto afirmativo com a cabeça. Pegou o tablet.

Armin Sunip sentiu taquicardia. Suor frio.

Katrin passou os olhos, sem se dar ao trabalho de ler. Fez um gesto afirmativo para a recepcionista e devolveu o tablet.

Sunip expirou.

- Felizmente consegui uma vaga no aconselhamento. – A recepcionista sorriu. – Podem me acompanhar?

O casal seguiu a jovem tunisiana. Ao passar por uma porta, ao seu lado havia uma tela com uma linda jovem sorrindo que exibia uma camiseta onde se lia *“Mein Körper gehört mir”*[4].

---

[4] Meu corpo me pertence (em outros países, a frase usada mais comumente era “Meu corpo, minhas regras”).

Sunip pediu para o Uber parar diante do prédio onde Katrin morava. Desceram do veículo. Era início de noite, mas o sol ainda estava alto como sempre ocorre no verão. Dessa vez, um verão já insuportável, e que mal havia começado.

Katrin digitou a senha de acesso à portaria do edifício e Sunip fez que ia acompanhá-la. Katrin o deteve, colocando sua mão contra o peito dele. Sunip não avançou.

- Por favor, me dá a sacola com os medicamentos.

- O médico falou que você deve tomar o antibiótico a cada...

- Eu sei, eu sei. Eu ouvi.

Katrin virou-se de costas, deixando a porta se fechar sozinha. Sunip ficou olhando até que ela entrasse no elevador, e sumisse.

Foi a última vez em que a viu.

Só voltou a ter notícias dela por causa do sucesso de sua irmã mais velha, Erin, algum tempo depois.

- Vocês geneticistas e engenheiros nanobóticos às vezes não são práticos. – Elisha Lopez bufou tamborilando no tampo da mesa. – O que eu preciso é simplesmente saber qual a probabilidade do nanoRNA-N de capturar o RNA-N em um ambiente como o da hipófise e do hipotálamo, e sua chance de falha. Simples assim.

- Acontece que essa probabilidade nós não conhecemos. Simples assim. – Uma engenheira nanobótica do ZBK deu um soco na mesa. – Sem fazermos os testes não há como medir essa probabilidade.

- Lembre-se que estamos falando de algo probabilístico, Sr. Lopez. – disse uma outra mulher, geneticista. – Confira com o Imaginatrix.

- Calma, senhores. – Sunip liderava a reunião em torno de uma mesa oval da sala de reuniões do andar superior do centro. – Não há necessidade de todo esse estresse. Vocês estão muito emocionais. – Virou-se para a câmera do sistema de inteligência artificial. – Imaginatrix, qual a melhor estimativa de probabilidade, e a margem de erro.

- O nanoRNA *neighbour*[5] modelo Koreabotics RNAN 2046-L foi o que melhor desempenhou essas funções em indivíduos adultos, conforme esse *paper* anexo. – Uma tela mostrou um artigo científico. – O desempenho desse modelo alcançou 99,2% de transmissão correta em ambiente controlado. Segundo os autores, os resultados comerciais da aplicação do nanobot foram averiguados para 4200 casos de implantes e próteses. Os casos de rejeição foram registrados em 8, dos 4200 casos em cinco anos, ou 0,2% de falha. O desempenho é muito superior aos antigos transplantes de órgãos baseados em similaridade genético-parental. Até o aparecimento dessa técnica, as rejeições de transplantes oscilavam entre 62 e 67%, dependendo do país onde os transplantes eram executados. – O Imaginatrix falou com sua suave voz masculina, que lembrava a voz da inteligência artificial HAL do filme “2001, uma Odisséia no Espaço”.

- Podemos assumir essa taxa de sucesso como premissa? Nosso modelo de nanoRNA-N é um Nanobotics RNAN EIR2048 K2. – Elisha levantou a questão.

- Eu assumo a probabilidade. – Sunip ficou de pé, indo a uma máquina de café. – Não vamos sair do lugar se ficarmos conjecturando. Calcule o modelo com essa probabilidade. Vamos ver o que temos.

---

[5] Nano robô capaz de capturar moléculas de RNA-neighbour, o tipo de fragmento ribonucleico que identifica as imediações de células indiferenciadas, apontando a estas a especialização necessária para sua integração e assimilação ao tecido adjacente. Os nano robôs desse tipo capturam a informação, aceleram (ou inibem) ou mesmo modificam a transmissão da informação de vizinhança.

- Ok, Professor. – Elisha ia se levantando.

- Um momento. – Julia Dahlmann-Piña pediu a palavra. – Estamos inserindo os nanotubos de controle e implantando uma unidade de controle hipotalâmico-hipofiseana[6].

- Sim...? E daí? – Um dos engenheiros deu de ombros demonstrando a trivialidade do tema.

- Está na hora de testarmos o processo de implante do neurolink para carga dos processos cognitivos.

- Não entendi. – Elisha ergueu as sobrancelhas.

- Sua primeira simulação estimou o resultado do Modelo 2, criando um espécime com 12 anos fisiológicos ao alcançar o 300º dia de fecundação. Estamos muito convencidos de que já vencemos a fase de inaptidão do espécime no combate a doenças infectocontagiosas, bem como de intercorrências de autoimunidade.

- Sim, prossiga. – A geneticista continuava sem entender a pergunta.

- Se esse espécime for normal, ele chegará fisicamente perfeito aos 12 ou 14 anos de idade fisiológica. Porém terá dificuldades de se alimentar. Quanto mais de andar ou ser útil de alguma forma.

- Sim, nós nunca alcançamos tal sucesso. – Sunip bebeu seu café. Olhou para a argentina. – Você tem razão. Precisamos que o time de transferência cognitiva entre em cena imediatamente. Temos de estar preparados para o espécime bem-sucedido.

- Não é melhor aguardar o espécime vingar, de fato? – A geneticista ponderou.

---

[6] O hipotálamo apresenta os sistemas integradores que, através dos sistemas efetores autônomo e endócrino, controlam o equilíbrio de líquidos e eletrólitos, a ingestão de alimentos e o equilíbrio de energia, a reprodução, a termorregulação, as respostas imunológicas e muitas respostas emocionais. (https://www.sanarmed.com/hipofise-e-hipotalamo)

- Vamos rodar os primeiros testes com a geração Niels/ Nina. Fazemos os primeiros testes de rejeição/ assimilação do neurolink. Na geração Otto/ Olivia começamos a fazer as primeiras cargas cognitivas. – Sunip tomou a decisão. – Algo mais, senhores?

Silêncio na sala.

- Ao trabalho. – Sunip jogou seu copo plástico biodegradável em uma lixeira.

Duas semanas depois, a neve antecipou as previsões mais otimistas. Como nos tempos de infância de Sunip, nevou em Berlim antes dos feriados de fim de ano de 2048.

O chefe do ZBK estava tomando um café do lado de fora do campus do ZBK, apreciando a paisagem branca e os flocos de neve que desciam fracamente aqui e acolá.

- Boa tarde, Professor. – Um dos pesquisadores se despediu. – Boas festas de fim de ano.

- Obrigado. Para você também.

O rapaz saiu caminhando apressado, quando Julia Dahlmann se aproximou por trás do professor.

- Professor Sunip.... Boas festas de fim de ano.

- Obrigado, Julia.

- Estava pensando em quê? – ela apoiou sua mochila em um banco de metal coberto de neve, sugerindo que não tinha intenção de evadir-se rapidamente.

- Estamos a trabalho?

- Pergunta de psicóloga responsável pela saúde mental do grupo.

- Amenidades... Estava pensando que preciso aproveitar esse período de pausa para brincar com Boris.

- Vi a foto dele. Está um menino muito bonito.

- Você esteve com Drágica. Ela me contou.

- Ela me disse que te viu chorando outro dia, e que não quis falar a respeito. Sei que não é o local mais adequado – Olhou em torno, o pátio externo nevado do ZBK – Mas quer falar disso?

Sunip olhou por trás do ombro. Notou que Elisha Lopez vinha se aproximando.

- Bom feriado para vocês. – Elisha apertou a mão do Professor e de Julia.

- Obrigado.

- *Feliz Navidad.* — Julia tentou ser gentil.

- *Tu sabes que siempre me esfuerzo por ignorar las fiestas religiosas..* – Elisha sorriu sem esconder a acidez da resposta.

- Sim. – Ela respondeu em alemão. Mirou fixamente os olhos do recém-chegado.

- Estou atrapalhando algo? – Lopez sorriu.

- Sim, está. – Julia se adiantou antes que o Professor se interpusesse.

- Ok, ok... – Lopez ergueu as sobrancelhas. – Bom feriado.

Julia ficou observando Elisha se afastando pelo portão de acesso ao ZBK.

- Você foi bem rispidamente alemã no trato do Sr. Lopez. Se é verdade o que eu entendi do pouco Espanhol que conheço.

- Desculpe, Professor, estou montando o perfil de Lopez e não tenho gostado do que estou encontrando.

- Como assim?

- Meu azedume tem motivo. Um pouco cedo para falar disso. – Julia sorriu para o Professor. – Voltando ao nosso tema. Quer falar do motivo pelo qual estava chorando em silêncio dentro de casa?

- Creio que esse assunto realmente não é para ser falado aqui. – Sunip viu que outro assistente vinha passando.

- Está difícil achar tempo na sua agenda.

- Verdade. Mas está tudo sob controle.

- Drágica não pareceu ter essa certeza. Ela comparou o momento atual à sua crise por ocasião do nascimento de Boris.

- Acho que você não tem parentes em Berlim, certo?

- Não, não tenho. – Julia prendeu os cabelos debaixo do capuz de seu casaco.

- Quer passar o feriado de fim de ano com um casal de muçulmanos? Pode ser que tenhamos um tempo para falar. Vamos para um chalé que alugamos na Baviera.

- Seria um prazer. – Julia sorriu.

Obertsdorf é um lugar muito aprazível na Baviera. Próximo à fronteira com a Áustria, naquele fim de 2048 Oberstdorf estava particularmente festivo. Era o primeiro Natal – ou Festas de estação, como a maioria se referia – depois da assinatura de paz da Guerra da Água.

Ainda que a Guerra da Água não tenha atingido diretamente a Alemanha, os muitos choques de apoiadores em lados opostos na Guerra sacudiram muitas cidades alemãs, em especial Berlim.

Obertsdorf, essencialmente turística, passou ilesa por tamanha crise. Ao contrário das marcas dos muitos edifícios destruídos nos confrontos de Berlim, a cidade estava enfeitada, iluminada, sem necessidade de reconstruções.

A neve caía docemente com seus isótopos radioativos.

Julia Dahlmann, atenta, observou cada detalhe da noite. A forma como Iussuf e Boris perguntaram sobre o que era o Natal e os pais desconversaram. A forma como os meninos mencionaram um fundamentalista da escola que falava abertamente da infidelidade dos cristãos. A forma como os pais recriminaram o fundamentalista, membro de um dos principais grupos perdedores da Guerra. Observou o carinho de Sunip com seus filhos. O pouco carinho que dispensava à esposa.

A esposa de Sunip se esforçava. Sempre sorridente, sempre disponível, recebia do marido uma reação gentil, mas distante. Não havia ressentimento ou raiva da parte do Professor, apenas uma comiseração distante que transparecia superioridade.

Quando os meninos se despediram para dormir – afinal iriam esquiar no dia seguinte bem cedo, aproveitando que os cristãos iriam dormir até tarde (era o que esperavam) – Drágica também se despediu deixando Julia e Sunip sozinhos.

- Com frio?

- Um pouco.

Sunip se agachou e remexeu no rolo de madeira artificial que se queimava na lareira. Colocou uns dois rolos a mais.

- Mais vinho? – Sunip mirou a garrafa ainda pela metade.

- Não obrigada. – Julia se acomodou depois de colocar os dedos sobre o cálice, impedindo mais vinho. – Acho que agora podemos continuar.

- Continuar...? O quê?

- Porque essa distância de Drágica e porque estava chorando, conforme o relato dela.

- Você é mesmo bem obstinada. – Sunip sorriu.

- Sou focada.

- Acho que as duas coisas estão relacionadas. Talvez eu esteja me afastando de Drágica por causa dos sentimentos.

- Que sentimentos?

- Muito confusos. Muitos sentimentos estranhos. Sinto-me como se fosse um monstro.

- Monstro? Por que você seria um monstro?

- Manipulador de material genético humano.

- Imaginei que isso já teria sido superado por você. – Ela mostrou as palmas da mão para o Professor. – Por favor, não entenda isso como repreensão. A Comunidade Global está votando uma lei se antecipando sobre a modificação genética humana. Você é um precioso colaborador dessa revolução. Não um mostro.

- O que são aqueles espécimes?

- Material genético humano modificado.

- Você viu as duas Monika 20480528 A e B?

- Não me lembro especificamente delas.

- São as duas da décima terceira geração que faliram por incapacidade sistêmica de combate ao vírus da Varicela.

- Sim, agora me lembro.

- Afora o fato de terem morrido de forma tão prosaica... Eram meninas perfeitas.

Na mente de Sunip, a lembrança da Robô enfermeira retirando um dos espécimes Monika da cápsula amniótica. Ela recolheu a espécime com cuidado, enquanto uma outra robô limpava a pequena e indefesa espécime. A robô enfermeira descobriu seu seio artificial repleto de leite materno artificial. A espécime Monika desesperadamente abocanhou o mamilo, sorvendo o leite. Logo a espécime se tranquilizou, e enquanto sorvia o leite, abriu os grandes e delicados olhos azuis escuros, que iriam se tornar claros, se sobrevivesse. Fechou os olhos, mamando tranquilamente.

- Espécimes como as demais.

- Você já abortou, Julia? – Sunip recuperou-se do transe das memórias.

- Não.

- Talvez eu deva te contar um pouco do meu passado.

Na segunda semana de janeiro de 2049 as atividades estavam frenéticas no ZBK, e Julia não ficava atrás em termos de ocupação. Já eram dezenove horas e ela ainda estava em sua sala no segundo subsolo.

- Por fim, General, um relato breve sobre o Professor Sunip.

- Sim. – O General britânico que os havia recebido em Bruxelas estava na tela.

- O Professor Sunip precisa resolver um trauma de juventude. Ele engravidou e levou uma jovem de nome Katrin Schröder a abortar, em 2027. Embora Sunip não seja religioso, herdou convicções ancestrais e culturais da Turquia, refletindo até hoje. Racionalmente ele não vê a mão de Allah por trás da biologia. Entende seu trabalho dentro do processo evolutivo naturalista. Mas isso não abafa sentimentos de inadequação.

- O que está me dizendo é que o Professor tem dilemas éticos e isso compromete sua objetividade e assertividade na direção do projeto.

- Ele disse que às vezes se sente como um monstro.

- Acha que precisamos afastá-lo do projeto?

- Ainda é cedo. Estou monitorando. Queria acenar com uma bandeira amarela e vocês não serem surpreendidos.

- Por favor envie o relatório detalhado das anamneses e observações para a junta de administração de recursos humanos da OTAN.

- Antes de desfazer a vídeo, General, queria fazer um pedido.

- Pois não. – O militar ergueu a cabeça para olhar a interlocutora.

- Preciso de ajuda aqui. Observar os comportamentos de trezentos colaboradores do ZBK não tem sido tarefa fácil.

- Mais um psicólogo?

- Sim.

- Você sabe dos cortes orçamentários.

- Queria te propor a demissão destes dois aqui para compensar a contratação de mais um psicólogo. – Com os dedos, Julia empurrou dois perfis da tela do computador pessoal para a tela da comunicação com o General. – Este engenheiro é responsável pelo sistema elétrico e controle da rede de distribuição de energia do ZBK. Francamente, está ocioso. O sistema Diagnostrix faz todo a manutenção corretiva e preventiva. Tudo o que ele faz é monitorar a tela do sistema. Podemos colocar essa atribuição para o Engenheiro de segurança lógica e física. Ele também está um pouco ocioso, mas é mais capacitado. – Julia fez uma pausa. – Quanto a essa moça, ela trabalha no sistema de reciclagem dietética para as cápsulas amnióticas dos espécimes. Ela é responsável pelo controle de qualidade da reciclagem. Seu trabalho também pode ser transferido para o Diagnostrix. Além disso, ela tem um agravante. É evangélica. O senhor sabe como a Comunidade Global tem feito restrições a cristãos no meio acadêmico e da pesquisa e desenvolvimento.

- Fiquei sabendo que países como o Brasil pararam a pesquisa genética em humanos por causa dos cristãos, maioria naquele país.

- Eles entendem que manipulação genética condena indivíduos inocentes à morte.

- Indivíduos com alma.

- Sim, assim o dizem.

- Você está tranquila quanto a isso, Julia?

- Sobre nossas experiências? Claro, General. Estamos criando uma nova raça humana, mais capaz de enfrentar o universo, do que nossa herança símia do passado.

- Não me refiro ao propósito. Sei de suas convicções marxistas materialistas. Mas me refiro ao que você pensa de sermos frios homicidas. Isso te soa verdadeiro?

- De forma alguma, General. Os espécimes são apenas material genético humano modificado. Nós os terminamos quando julgamos que sua qualidade e probabilidade de sobrevivência são baixos. Não vejo problema em descartá-los.

- Se você mesma fosse considerada um obstáculo para a raça humana, acha que você deveria ser descartada?

- Sim, aplica-se a mim mesma. Quando a raça humana achar que não tenho valor, não terei motivo para continuar a existindo.

O General tamborilou sobre a mesa diante de sua tela do computador.

- Mas essa não é a visão da tal moça evangélica que estou recomendando para demissão. Eu já a surpreendi fazendo proselitismo religioso em nossas instalações. – Julia continuou. – Ela abriu uma versão da bíblia diante de um técnico de nutrição. Sua atividade é assegurar uma sopa de nutrientes para o espécimens. Ela nem imagina para onde vão esses nutrientes. Se ela soubesse das nossas pesquisas, poderia se tornar até uma sabotadora.

- Muito bem. – O General voltou a tamborilar os dedos na sua mesa. – Com o corte dos salários desses dois indicados, realmente conseguimos alocar um outro psicólogo para você. Como pretende dividir suas atribuições com ele?

- Ele fica na parte de análise de desempenho do núcleo operacional. São duzentos e trinta pessoas que dão apenas suporte e manutenção ao ZBK. Eu fico com os outros setenta. São os pesquisadores, o grupo da atividade-fim do ZBK. A saúde mental deles é mais relevante do que o desempenho do time operacional. Pessoas como Sunip e Lopez, por exemplo.

- Você me convenceu, Julia. Mais alguma coisa por hoje?

- Não, General. Obrigada.

- Então encerramos a gravação e a vídeo.

- Até nossa próxima reunião.

- Até lá. – O General desligou sua sessão de vídeo.

O militar britânico ficou pensativo diante de seu computador por alguns segundos. Tamborilou os dedos na mesa, novamente. Abriu uma tela, onde surgiu a imagem do oficial norte-americano.

- Tenente Davis, segue uma ordem de seleção de um psicólogo para o Projeto ZBK.

- Recebi, General.

- O custeio desse psicólogo será pago pela rubrica destes dois outros profissionais que serão dispensados do projeto. – Enviou os arquivos com os dados dos dois indicados à demissão por Julia. – Quero também um outro psicólogo das nossas fileiras da OTAN. O centro de custo para este segundo psicólogo será o Núcleo de segurança institucional dos Projetos de desenvolvimento da OTAN.

- Ele também vai para o ZBK?

- Sim, até segunda ordem.

- Sim senhor. – Davis prestou continência.

O General prestou continência e desligou a chamada para o Tenente americano.

- Julia, Julia.... – O General cruzou os dedos das mãos. – Você é perfeita demais para eu não colocar alguém te vigiando.

Modelo 3

Uns cinco dias após o aborto, Sunip ainda tentou contato com Katrin. Ela não respondia nas redes sociais, não respondia nas mensagens, não atendia ligações, muito menos chamadas de vídeo. Sunip adotou a estratégia menos tecnológica. Foi ao prédio onde morava, e bateu à campainha. No primeiro dia da tentativa de bater à porta, ninguém atendeu. Na segunda vez, Katrin atendeu, mas ao ouvir sua voz, desligou o aparelho. A mesma coisa na terceira e quarta vez.

Na quinta vez, um dia ainda mais tórrido do que aquele em que abortaram, Sunip não chegou a bater à campainha. A porta de vidro se abriu e dela saiu a estonteante Erin Schröder.

Erin, a irmã mais velha de Katrin, era nadadora olímpica. Trabalhava como tatuadora das nove da manhã até às quinze horas, e depois saía para treinar saltos ornamentais em um clube da cidade. Ela estava firmemente empenhada em assegurar sua vaga para disputar os Jogos Olímpicos de verão em Los Angeles, em 2028. Treinava seis horas ao dia.

Para os padrões alemães, Erin era *"mignonne"*. Tinha pouco mais que metro e sessenta, uns dez centímetros mais baixa que Katrin. Diferentemente do estereótipo alemão, em que as alemãs ou são gordas e altas, ou magrelas e altas, Erin era miúda e dona de corpo ao estilo Pin-up dos anos 1950. Quadris redondos mais largos que os ombros, cintura fina, coxas e pernas grossas, pés miúdos, traseiro firme, seios volumosos que invariavelmente exibiam curvas tentadoras quando ela usava seu maiô de treino. Concordantemente com o estereótipo alemão, tinha longos cabelos loiros, olhos azuis intensos, nariz arrebitado, lábios sempre muito vermelhos, um tom de rosa na pele que sempre se acentuava quando estava praticando seus saltos ornamentais.

Erin tinha, na oportunidade, 22 anos, um ano mais velha que Sunip.

- Ei, Bonitão[7]! O que houve que não entrou? – Erin saiu pela porta de vidro e o viu se aproximando.

- Ei doçura[8]... Tudo bem? – Sunip se aproximou e beijou o rosto da cunhada.

- O que houve entre vocês?

O sol inclemente, os 35 graus da temperatura ambiente, a falta de vento, nada disso impediu que Sunip sentisse o corpo gelar.

- Katrin disse algo para você?

- Tudo bem que eu não paro em casa. – Erin tirou uma goma de mascar do bolso e ofereceu-a ao cunhado. Sunip aceitou, desembalou e começou a mastigar. – Mas deve ter uma semana que Katrin parece que nem sai do quarto.

- Ela não falou nada?

Erin deu de ombros, mascando a goma.

- Vocês brigaram, o que houve? – Erin, mascando a goma, abriu uma partição em sua bolsa de treino, tirando o aparelho celular, procurando seu bilhete digital para usar o metrô.

- Então ela não disse nada. – Sunip baixou o olhar, inspirou pesadamente. – Acho melhor que ela mesma conte.

- Vai subir? – ela olhou as horas no celular. – Se eu perder o metrô das 15:50 eu vou chegar atrasada no treino. – Ela foi se afastando da porta de vidro, mas segurando-a com a mão para não fechar e se trancar automaticamente.

- Acho melhor não. Quando a vir, diga a ela que queria falar com ela.

- A coisa está desse jeito? – Erin riu debochadamente, andando passos rápidos na direção da escadaria do metrô.

- Melhor eu não dizer nada.

---

[7] "Liebes", em alemão.

[8] "Süsse", em alemão.

- Ok.... – Erin caminhou dando saltinhos na direção da escadaria da estação de metrô.

- Você continua gostosona[9]... – Sunip disse entre os dentes, mirando a cunhada se afastando, vestida em um maiô e uma calça moleton justa.

- Eu sei. – Ela se virou para trás, deixando a bolsa apoiada no degrau das escadas rolantes, prendendo os cabelos em rabo-de-cavalo com um elástico. Os braços tatuados, musculosos, mas delicados. Piscou um dos olhos para Armin.

Dois dias depois, não tendo notícias, Armin escreveu mensagem de texto para Erin Schröder.

"Oi *Hottie*.... Tudo bem? Será que Katrin me receberia hoje? Ela não me responde. Vi hoje que meu contato foi bloqueado por ela."

Sunip sabia que a resposta demoraria um pouco. Àquela hora da noite, Erin estaria em seu treino, saltando do trampolim de três metros.

Eram quase onze horas da noite quando seu celular emitiu o som de assobio, que ele usava para indicar que chegava alguma mensagem, ou de Katrin, ou de Erin.

Era de Erin.

"Du, Hurensohn[10]!"

Outra mensagem:

"Nunca mais nos procure."

O aplicativo mensageiro enviou em seguida uma imagem de uma mão fechada com o dedo maior-de-todos erguido em pé. Imediatamente surgiu a notificação de que Erin também havia bloqueado o contato dele.

---

[9] Hottie, em alemão (gíria)

[10] Você, seu FDP! (chulo).

Sunip sentou-se à ponta de sua cama de solteiro. Expirou pesadamente, com o celular na mão. Ficou olhando para o piso por muitos minutos.

Havia se passado quase um ano e meio desde o início das atividades de geração de espécimens por meio do Modelo 2. A décima quarta geração, dos Niels e Ninas, não tiveram os resultados esperados, mas a décima quinta geração, dos Ottos e Olivias, tinham apresentados resultados muito promissores.

Era meado de abril de 2050 e a primavera não apenas trazia a mensagem da renovação da natureza, como trazia também expectativas imensas sobre o projeto do ZBK.

A reunião havia sido ansiosamente esperada para o anúncio, e Sunip sentia que suava acima do normal. "Um homem de 44 anos de idade, 20 anos de pesquisa aplicada, não deveria se sentir como um estagiário diante da primeira entrevista". – Pensava Sunip.

Os cinco generais sentados na sala – inclusive o Sponsor do Projeto, o General Britânico – se desfaziam de suas últimas atividades antes de concentrar a atenção no Professor, que acabava de se erguer na ponta da mesa oval. Ao lado dele, Julia Dahlmann, Elisha Lopez, o Engenheiro-chefe pela nanorobótica, um hindu, e o Biomédico responsável pelo projeto.

- Pois bem, Prof. Sunip. – O General Britânico tomou a palavra. – Vou logo atrapalhar o início de sua apresentação com uma pergunta direta. Nosso financiamento se encerrou há quatro meses. Vocês prosseguiram as pesquisas com que recurso?

- Temos outros agentes financiadores, General. O principal deles, o DFG[11], Fundo de Amparo à Pesquisa Alemão, nos autorizou a ajustar nossas rubricas de empenho. Cortamos também algumas despesas, e tivemos muitas otimizações derivadas da própria

---

[11] Deutsche Forschungsgemeinshaft

pesquisa, reduzindo nossos custos. Conseguimos seguir em frente apesar do corte orçamentário da OTAN.

- Muito bom.... Mas os resultados da pesquisa...

- A OTAN continua sendo proprietária de 61,24% do Projeto, General. Percentual decrescente, naturalmente, à medida em que os demais parceiros continuam a contribuir.

- Esse era nosso acordo.

- Sim, esse é nosso acordo. – Sunip havia reservado aquele sorriso para o fim da reunião, mas acabou usando-o no início.

- Muito bem. – O General britânico se remexeu em sua poltrona. – O senhor sabe que os burocratas globais querem celebrar a assinatura da carta de criação da Comunidade Global no Primeiro de Julho de 2050. Sem acordo sobre questões militares não existe Comunidade Global. Temos recomendado aos líderes das nações da OTAN que usem seu peso para excluir, das negociações, questões referentes ao desenvolvimento de tecnologia bélica ou pesquisa avançada. Vamos submeter nossas forças armadas à Comunidade Global para assegurar uniformidade de doutrinas, uniformidade de logística, armamento e tropas robotizadas. Nada além disso. Parece que os chineses, indianos e outras potências também estão enxergando da mesma maneira. Ou seja, confiamos em todos, mas desconfiamos de todos.

- Como nos bons tempos da Guerra Fria. – Sunip sorriu.

- Mais ou menos isso. O que nos interessa é que conseguimos assegurar que nosso projeto não receba ingerências da Comunidade Global, após primeiro de julho.

- Os senhores pretendem retomar os investimentos?

- Vai depender do que os senhores vieram tão sigilosamente nos apresentar hoje.

- Podemos começar?

- Sim, perdoe-me pelas interrupções.

- Bem senhores. – Sunip pigarreou enquanto uma imagem de nanobô, mas parecido com uma molécula do que outra coisa, era projetada em holograma no meio da mesa. As luzes da sala foram diminuindo. – Gostaríamos de apresentá-los ao nosso novo desenvolvimento. Com a palavra, nosso Engenheiro chefe de robótica.

- Bem senhores, este Nanobot não é desconhecido de vocês. – Disse o Engenheiro chefe da robótica, o hindu de grandes olhos negros, que se refugiou na Alemanha quando os combates entre Paquistão e Índia recrudesceram durante a Guerra da Água – Trata-se do MM-InsuBot, ou o Mimético-Insulina Nanobot.

- É o Nanobot usado no controle da Diabetes. – Um General francês se antecipou. – Uso destes no meu corpo.

- Ele mesmo. A função deste Nanobot, como diz o nome, é mimetizar, imitar, a função da Insulina, retirando glicose do sangue e conduzindo-a às células para que elas possam realizar a Glicólise, gerando energia celular. Este Nanobot tem uma função enzimática que detecta a Glicose do sangue. Mas fizemos uma adaptação ao MM-InsuBot. Criamos uma versão do nosso RC-bot, o nosso robô ribossômico-centriolar, o responsável pela aceleração da reprodução celular dos nossos espécimens. Essa nova versão, a qual chamamos RC-Bot-S, "S" de "Slave", escravo, funciona na dependência do MM-InsuBot. Transformamos os nossos RC-Bots-S em dependentes do processo de oxidação do ácido pirúvico para geração de energia do RC-Bot. O ácido pirúvico é o resultado da quebra da Glicose durante a Glicólise, gerando energia química. Assim, o MM-InsuBot se tornou o doador de energia para nossos RC-Bots-S. Controlando a taxa de MM-InsuBots, conseguimos estabilizar o consumo de energia dos RC-Bots-S, sua vida útil, permitindo, no final das contas, controlar a velocidade de reprodução celular dos nossos Espécimens.

- Bonito, mas explique mais simples, por favor. O que vocês conseguiram concretamente na pesquisa? – Um General Canadense perguntou.

- Conseguimos acelerar a taxa de crescimento celular, e controlá-la ao nosso bel-prazer. – Sunip não conteve o sorriso de contentamento.

- Ou seja, podemos ter espécimens adultos gerados em, digamos, um ano?

- Na teoria, sim.

- Por que não na prática?

- Porque ainda precisamos comprovar isso experimentalmente. – Sunip deslizou o dedo sobre seu computador de pulso e a holografia mostrou um feto. – Esta é Olivia 20500116. Com 240 dias de fecundação, ela alcançou de forma consistente e constante, a idade fisiológica de 22 meses.

- Com esse controle de consumo de energia, controlamos também a atividade celular, e consequentemente, estamos controlando a hipertermia. – disse animadamente o pesquisador hindu.

- A hipertermia e a septicemia nanobótica são as principais causa mortis de nossos espécimens. – Sunip arrematou. – Viemos aqui participá-los desse desenvolvimento, assim como apresentar-lhes nosso Modelo 3 de crescimento. Um modelo de crescimento exponencial amortecido. Um crescimento acelerado no início do processo de reprodução celular, sendo progressivamente mais lento com o passar do tempo. O novo modelo tem um objetivo: -- Sunip seguiu animadamente. – Gerar espécimes adultos em poucos meses. No início do desenvolvimento embrionário a taxa de crescimento pode ser alta. As pequenas dimensões dos embriões dispersam facilmente o aquecimento. A partir de cem dias de fecundação começamos a reduzir a taxa de crescimento até chegar a um momento em que podemos estabilizá-las e deixar a natureza seguir o seu curso normal de crescimento. Tudo controlado por neurolinks implantados nos sistemas reguladores.

Sunip estava de braços cruzados diante da cápsula amniótica. A sala de gestação dos espécimens estava sob luz penumbral. Para ver os fetos era conveniente usar óculos em infravermelho, como o dos robôs de supervisão. Sunip usava um deles.

Diante dele havia uma fila de dez fetos masculinos do lado esquerdo e femininos, do lado direito. Cada cápsula tinha uma tela de controle, onde eram exibidos gráficos de frequência cardíaca, nível de O2, função renal, entre outras. Acima dos diversos gráficos variáveis no tempo, as informações sobre o espécime.

Sunip estava diante de Petra 20500527, abreviadamente Petra 527. Atrás dela, nos demais cilindros, Petra 20500525, ou Petrra 525, Petra 523 até Petra 509.

Petra 527 tinha vinte dias de fecundação, e idade fisiológica de oito meses. Ela, como Petra 525, 523 e 521 eram extremamente promissoras. Os problemas iniciais enfrentados por Petra 509, por exemplo, haviam sido debelados.

Petra 509 era um bebê de 2 anos fisiológicos, cabelos, feição claramente definida. Porém a dosagem do coquetel imunológico foi insuficiente, na taxa precisa preconizada pelo simulador de Elisha Lopez. Ela, como as demais, até 519, enfrentavam septicemias nanobóticas[12].

Os espécimens Paul, todos fecundados nas mesmas datas, contrariamente à expectativa, estavam superando as septicemias nanobóticas e poderiam sobreviver.

O biomédico estava acompanhado de Elisha Lopez quando se aproximou de Sunip, os dois também com óculos infravermelhos.

- Preciso da sua autorização para terminar as Petras 509 a 519. Mesmo a reprogramação nanobótica em larga escala não está revertendo o processo de sepse nanobótica. – O biomédico se aproximou de Sunip, falando baixo, quase sussurrando. O silêncio da sala era quebrado apenas por alguns alarmes críticos, que eventualmente emitiam bips. O biomédico lhe entregou um tablet. Nele estava uma janela para que digitasse a senha que lhe era exclusiva.

[12] Sepse, ou a derrota do corpo humano no combate contra os nanobots, como se fossem antígenos.

Sunip caminhou na direção das Petras que seriam descartadas. Petra 509 se agitava dentro do líquido amniótico. Estava em evidente sofrimento. Ao se aproximar dela, Petra 509 abriu seus olhos azuis. Fez uma expressão de dor.

Sunip digitou sua senha.

Fez o mesmo para as Petras seguintes, até a 519. Abriu as janelas de senha, digitando-as. Não demorou muito para que Petra 509 desfizesse o olhar arregalado, tornando-se amortecido, como se dormisse. Na tela, os gráficos indicadores do metabolismo aos poucos foram se transformando em linhas retas.

- Vamos iniciar o processo de upload cognitivo para as Petras que permaneceram. Os Pauls já vêm recebendo a carga, mas têm tido reações bem limitadas. – Elisha se aproximou do Professor. – Julia recomendou que assim que elas cheguem a dois anos fisiológicos, se chegarem com saúde, sejam retiradas das cápsulas amnióticas.

- De acordo. – Sunip devolveu o tablet para Elisha.

- Professor... – Elisha se interpôs à passagem do superior.

- Sim.

- Tenho uma dúvida muito elementar, que me passou pela cabeça hoje, quando apreciávamos os espécimens.

- Pode falar.

- Os Pauls são todos evidentemente derivados do mesmo embrião. São idênticos. O mesmo com as Petras. Observei que eles são também idênticos aos das gerações anteriores. Estou certo?

- Sim. São derivados de um mesmo embrião original. Os de sexo masculino de um embrião, os do feminino, de outro.

- Por que um único embrião original para cada sexo?

- Você é um estatístico. Para reduzir as variáveis de controle entre as gerações. Se introduzíssemos embriões diferentes a cada geração, teríamos uma infinidade de possibilidades...

- ... De erro. Claro.

Sunip deu dois passos para sair da sala de gestação.

- E de quem são os embriões doadores?

- São embriões clonados a partir de doadores desconhecidos. Por questões jurídicas, obtivemos embriões de doadores anônimos que declararam renunciar a qualquer reivindicação sobre o uso do material genético.

- O amortecimento da taxa de crescimento está funcionando, Professor. – Elisha abriu a porta da sala do Professor chefe do projeto, depois de bater se anunciando. – As métricas e contagens nanorobóticas apontam uma idade fisiológica de dez anos para Petra 521. Se as taxas se mantivessem no ritmo de uma semana atrás, ela estaria com 11 anos e meio fisiológicos.

- Vamos lá.

Sunip se levantou sem esconder o entusiasmo. Permitiram a leitura biométrica. Tomaram o elevador e desceram ao quinto subsolo do ZBK. Assim que saíram do elevador, foram para a ala de treinamento dos espécimens.

A porta correu e o que se via eram dois rapazinhos e quatro meninas. Os dois rapazinhos tinham cabelos castanhos e olhos castanhos. Eram idênticos entre si. As meninas, todas loiras, todas de olhos azuis, todas com a mesma feição.

Julia Dahlmann-Piña estava de pé, observando o que se passava. Segurava um tablet nas mãos, pensativamente.

- Como estão os espécimens?

- Os Pauls são um tanto mais indomáveis que as Petras. Mais agitados. Os robôs enfermeiros estão tendo um bocado de trabalho.

- O que fizeram com o Paul 521? – Elisha perguntou.

- O espécime que quebrou o pescoço pulando do beliche? – Sunip perguntou.

- Sim.

- Foi descartado na reciclagem.

- Estes são quais?

- Paul 519, este maior. Paul 525, o menor. – Julia se voltou para o Professor Sunip. – Meu diagnóstico é de que no nosso produto final, o upload cognitivo terá de ocorrer no 50º dia de fecundação. Os espécimes mais antigos como Paul 519 demonstram clara dificuldade de articulação motora e verbal.

- Eles já conseguem falar?

- As Petras 525 e 527 conseguem interagir claramente. Foi com elas que fizemos o upload cognitivo mais precoce. São como bebês, ainda. Usam muitas simplificações construtivas, onomatopeias ou fonemas repetidos, como ma-ma para comida, ou Peta, se referindo a si mesmas.

Um exoesqueleto robótico vestia Paul 519, exercitando-o, para caminhar autonomamente. Enquanto isso, uma enfermeira orientava quatro robôs enfermeiros que davam uma espécie de papa nutritiva para os espécimes femininos.

Sunip aproximou-se da Petra mais madura, a 519. Ela vestia um avental branco, no peito estava impresso o número 519.

- Tudo bem, 519? – Sunip se assentou no piso, enquanto a espécime tomava o caldo nutritivo segurando a colher de uma maneira tosca. Mas usava a colher, coisa impensável dias antes.

A espécime sorriu.

- Nip.

- Ora, você me reconheceu.

- Nip. – Sorriu novamente.

- Está gostoso?

- Me gosta. – Ela sorriu. Tomou o prato e emborcou-o na direção da boca.

- Não, 519. – O robô enfermeira segurou-lhe as mãos, apoiando novamente o prato sobre a mesa. Entregou-lhe a colher. – Use a colher.

- Colher não[13]. – 519 voltou a pegar o prato e emborcou o alimento goela abaixo, deixando cair boa parte do caldo no avental branco.

[13] Löffel nein!

- Olha a 527... – O Robô apontou gentilmente para 527, que habilmente já conseguia segurar a colher de uma maneira quase polida. – Olha como ela faz direitinho. Use a colher. – O robô enfermeira tinha um rosto artificial articulado usando pele sintética, que lhe dava todas as expressões humanas. A robô sorriu com simpatia. Pegou a colher e ofereceu-a à 519.

519 pegou a colher e olhou o resto do caldo no prato.

Violentamente jogou a colher contra o rosto de 527, que não teve tempo de reação. 519 pegou o prato e jogou o resto do nutriente no rosto de 527. Enfurecida, 527 saltou de sua cadeira e partiu para a direção de 519. As duas se atracaram antes que os robôs conseguissem separá-las.

Antes de se verem impedidas de continuar a agressão, 527 segurou violentamente os cabelos de 519 e alcançou o elemento metálico implantado na sua cabeça. Era a interface da antena para o sistema do Neurolink. Ela enterrou suas unhas e arrancou o elemento da cabeça de 519.

A 519, irritada por se ver contida por uma Robô enfermeira, tentou chutar e socar 527, mas elas já estavam distantes, separadas pelos robôs.

527 sorriu orgulhosa, deixando cair no chão a interface de antena em meio a fios de cabelos loiros sujos de sangue.

519 subitamente começou a tremer, e seus olhos viraram para dentro das órbitas.

- Convulsão! – O robô enfermeira recebeu o alerta do Sistema de Monitoramento. O robô ergueu a espécime no ar, carregando-a para fora da sala de treinamento.

Sunip ficou atordoadamente surpreso com a cena. Recobrou a reação, ficou de pé e se dirigiu a 527, que, uma vez solta pelo robô enfermeira, sentou-se calmamente para continuar a tomar seu caldo nutritivo.

- Por que fez isso, 527?

- Ela boba. – Engoliu mais uma colherada de caldo nutritivo. Sorriu para Sunip, apertando os olhos com uma ternura totalmente incompatível com arrependimento. – Peta fofa. – Voltou a sorrir para Sunip.

- Eu vinha chamando-as de fofas. – Julia se aproximou com expressão surpresa. – Preciso consultar os fornecedores do Upload cognitivo. Estou surpresa com tanta agressividade.

- Me parece uma reação típica infantil, naturalmente potencializada pelo tamanho do físico delas.

- Sim, mas o Upload deveria imprimir reações elaboradas.

- O que está dizendo é que existe uma carga genética que está além da capacidade civilizatória do Upload.

- Pode ser. Tenho de entender isso melhor. – Julia não podia esconder o quanto estava perturbada.

- Parece que estamos na iminência de colocar um fim na eterna discussão do "Contrato Social".

- Não entendi. – Julia ergueu as sobrancelhas.

- Ora, você é uma cientista humana e não conhece o "Contrato Social"?

Julia ficou com o rosto corado. Engoliu em seco.

- É a base das suas convicções marxistas. Foi escrito por Jean-Jacques Rousseau, no século XVIII. Segundo ele, o homem nasce bom e a sociedade é que o corrompe. Segundo Rousseau, a corrupção social atua pelos ciúmes humanos, da possessividade. Rousseau foi quem elegeu a propriedade privada como o maior de todos os males. Para ele, a propriedade privada é a materialização dos ciúmes humanos. Não foi Marx quem propôs isso. A propriedade privada como a raiz de todos os males. Aquela menina.... – Sunip apontou para Petra 527. -- ...Parece nos demonstrar que o ser humano não nasce assim tão bonzinho.

Sunip ficou olhando para a espécime.

Um robô enfermeira trouxe um novo avental (com o número 527) limpo. Enquanto a Robô lhe passava um lenço limpador, Petra 527 sorriu novamente para Sunip.

O Professor sentiu gelar o corpo. Uma estranha familiaridade naquele olhar. Inspirou fundo e procurou se concentrar no trabalho.

- Não se preocupe, Julia. – Sunip deu uma tapinha reconfortador na mão de Julia sobre seu tablet. – Só li parte do "Contrato Social".

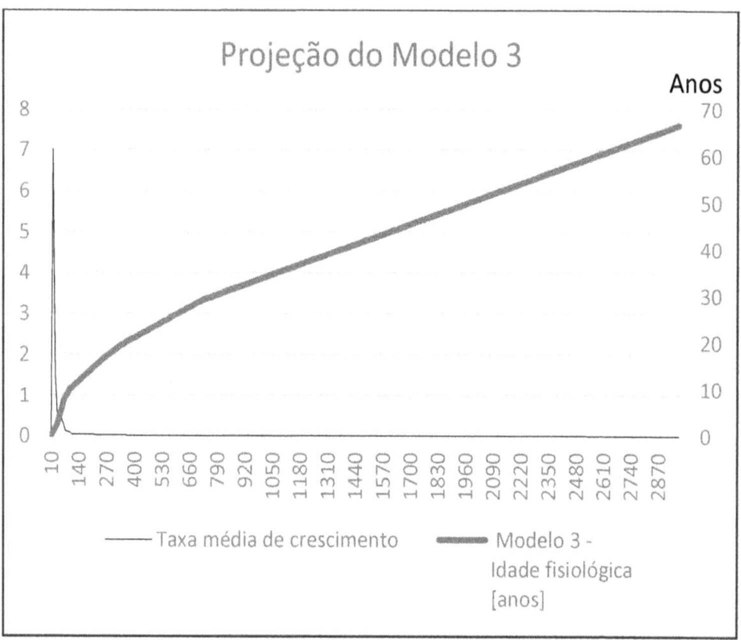

- Como vocês já sabem... – Elisha Lopez mostrava o gráfico em uma tela de exibição na sala de reuniões -- ...O modelo de crescimento histológico 3, com crescimento exponencial amortecido, funcionou. No eixo Y, do lado esquerdo estão as taxas de crescimento histológico, a linha fina preta do gráfico. A simulação do ritmo de crescimento está na curva azul. O eixo Y à direita é a idade fisiológica estimada, em anos. O eixo dos X é o período de fecundação, em dias. – Fez uma pausa. – Como se lembram, nossos modelos 3 tem uma expectativa média de vida de

4000 dias de fecundação, ou seja, 4 anos. Nessa oportunidade, os espécimes do modelo 3 alcançam cerca de 80 anos fisiológicos. Estamos propondo um Modelo 4 baseado esse modelo 3, porém ajustando as taxas de crescimento.

- Qual seria esse ajuste? – Sunip perguntou.

- Um crescimento mais intenso no início do ciclo e um amortecimento menor depois. No nosso modelo 3 atual, esperamos que ao fim de um ano de fecundação, os espécimes terão vinte anos fisiológicos. Ideal para uso militar.... Mas nossas experiências demonstraram que o tempo de upload cognitivo foi muito curto. Um ano de carga cognitiva não capacita os espécimes para combate militar de alta desempenho. O que propomos é um surto de crescimento nas primeiras semanas, com maior amortecimento no momento da carga cognitiva. Nesse modelo 4, depois de um ano de fecundação, o espécime teria 14 anos. Após dois anos, teria vinte anos fisiológicos. Com três anos de carga cognitiva ele seria capaz de executar treinamentos exaustivos de combate.

- Estão propondo dobrar o tempo de confecção.

- Isso. – Julia tomou a palavra. – Fizemos uma análise dos processos de carga e assimilação da décima sexta geração. O caso do término de Petra 519 por Petra 527 foi emblemático. Petra 527 não teve qualquer reação empática com 519. É necessário um tempo maior de construção de relacionamentos empáticos e estímulos que ampliem a segurança do espécime no começo do crescimento. O upload cognitivo deve primeiramente reforçar experiências cotidianas. Só depois faremos uploads cognitivos de habilidades neurocorticais, mais elevadas. Como habilidades de combate.

Sunip ficou olhando a expressão de sua psicóloga. "o término de Petra 519 por Petra 527" era na verdade um eufemismo para assassinato juvenil. Sunip respirou fundo e afastou os pensamentos. Muito pouco profissionais.

- Vamos trazer os Generais aqui. – Sunip se ergueu de sua poltrona. – Eles precisam ver Paul e as Petras. Nessa oportunidade apresentaremos a proposta para o Modelo 4. Eles vão ter que abrir a carteira para voltar ao projeto. – Sunip pegou seu copo plástico biodegradável e jogou na lixeira. – Todos vocês, vão para casa. A inversão radioativa passou e podemos andar livremente.

O ruído da tranca eletrônica da porta chamou a atenção dos meninos, em especial de Boris. Correram para a sala de lazer, onde estava a porta de entrada do apartamento.

- Papai!!! – Boris, o mais novo, saltou no colo do pai. Iussuf, um pouco maior, limitou-se a abraçá-lo.

- Meninos preciosos! – Iussuf abaixou-se e deu um beijo em Iussuf. Beijou o rosto de Boris.

Os meninos não pararam de falar as novidades, da aula de futebol, da piscina que foi reaberta pela primeira vez desde a Guerra da Água, do novo robô de vigilância da escola, da notícia do da conclusão, pelos robôs, da Estação Multinacional em Titã, lua de Saturno.

Drágica teve paciência de mãe para ter sua vez com o marido. Somente uma meia hora depois ela reivindicou alguma atenção.

- Meninos, muito bem, vocês já viram papai, vão para a cama.

- Ah, mãe!

- Um joguinho só...! – O mais velho era um apaixonado por jogos de guerra espacial.

- Amanhã a gente brinca. – Sunip se levantou da poltrona, colocando Boris no chão. – Preciso de um banho.

- Vão para a cama. Amanhã é sexta[14] e vocês terão tempo.

[14] Após a Guerra da Água, a Europa adotou a semana de trabalho de 30 horas, deixando livres a sexta feira ao domingo. O fim de semana de três dias atendia à necessidade de ampliar a quantidade de empregos, reduzindo-se as horas semanais de trabalho, e ao mesmo tempo incluía

Os meninos tentaram convencer a mãe do contrário, mas viram que a insistência seria inútil. Ademais, eram mais de onze horas da noite.

Sunip entrou no apartamento, indo para o quarto do casal. Jogou sua mochila na cama. Tirou o tablet, depositou sobre uma mesinha lateral. Tirou a camisa, ficando de camiseta.

- Tudo bem? – Drágica apareceu na porta.

- Tudo... O trabalho está progredindo muito. Fizemos contratações preciosas nestes últimos dois anos.

- Que bom...! Achei que não voltaria no fim de semana.

- O Departamento de climatologia confirmou o fim da inversão radioativa.

- É, eu vi no meu canal noticioso. Que bom que veio....

- Sim, estava precisando de casa. Aliás, todo mundo no laboratório. Ficamos duas semanas inteiras acantonados.

Sunip entrou no banheiro da suíte. Drágica foi atrás dele. Ele se despiu, jogando a roupa suja em um cesto de palha plástica artificial. Na tela dentro do chuveiro, digitou a temperatura da água para 36 graus. Olhou pelo vidro do chuveiro.

- O que foi?

- Armin...

- Sim?

- Você tem outra mulher?

Sunip mal tinha aberto a torneira do chuveiro e a fechou novamente.

- Lógico que não. Que conversa é essa?

- Meu bem, você tem estado tão distante nos últimos meses... Às vezes nem temos tempo de conversar.

Sunip abriu a torneira, sentindo a água morna descer da cabeça careca aos pés. Lembrou-se das últimas conversas protocolares com Julia Dahlmann-Piña. Ela insistia que os dois deveriam buscar um aconselhamento conjugal. Olhou para a

---

no fim de semana, a sexta-feira muçulmana ao sábado judeu e ao domingo cristão.

esposa, agora com a imagem destorcida pelos pingos de água no vidro do chuveiro. Mas a imagem era suficientemente clara para ver que ela estava usando um pijama sem graça, e sem maquiagem.

A falta de diálogo entre eles era mais antiga. Até para o sexo usavam de linguagens corporais para expressar seu desejo. Nada de verbalização. Quando ela se maquiava e vestia uma camisola, ele entendia que ela queria sexo.

O sangue bombeou na sua cabeça quando se deu conta de que ele mesmo nunca tinha estabelecido um ritual para dizer que gostaria de sexo. Simplesmente tirava a roupa da esposa e se satisfazia.

Seria por esse motivo que ela teria vindo com aquela suspeita de outra mulher? Por ser tão indiferente até no sexo? Mas ele mal tinha tempo de respirar, quanto mais de pensar em outra mulher...!

- O que está pensando? – Ela rompeu o silêncio.

- De onde você teria tirado essa de eu ter uma outra mulher.

- Uma mulher nos ligou na nossa conta pública.

- Uma mulher?

- Sim, uma alemã. Ela não sabia que você estava casado. Disse que te conheceu há muito tempo.

- Quem é?

- Uma mulher de nome Katrin. – Ela se aproximou do vidro respingado de água. – Quem é essa mulher, Armin?

Modelo 4

Somente cinco anos depois do ano difícil de 2027, é que Armin Sunip veio a ter notícias das irmãs Schröder. Sunip ainda estava trabalhando no seu doutorado na Universidade de Tübingen, quando viu uma foto no seu canal noticioso preferido.

A belíssima Erin Schröder sorria, exibindo uma medalha de bronze.

"Depois de uma passagem discretíssima nas Olimpíadas de 2028, em Los Angeles, quando ficou em 12º lugar na competição, Erin Schröder, 27, essa belíssima saxã, conquistou sua medalha olímpica de bronze nos jogos de 2032, em Brisbane. Muitos julgam que deveria ter recebido medalha de prata no trampolim de três metros, o que não ocorreu por um suposto julgamento tendencioso em favor da competidora chinesa. Mesmo assim Erin estava radiante ao receber a premiação. "É o coroamento de muitos anos de esforços", disse ela. A tatuadora, moradora de Berlin, tem motivos além da medalha olímpica para estar feliz. Um canal de vídeo pela Internet a contratou como atriz para uma nova temporada da série policial "Die Komissarin". O mesmo canal de streaming tem pretensões adicionais: durante as comemorações da medalha de bronze, a saltadora demonstrou ter voz suave, e muito afinada. Há quem aposte que ela fará carreira como cantora e secundariamente como atriz."

Sunip ficou ao mesmo tempo invejoso, ao mesmo tempo orgulhoso ao ler o conteúdo do site noticioso.

Além da foto com a sorridente Erin e sua medalha, o site publicou o vídeo de seu salto no trampolim de três metros. Abaixo do vídeo, o comentário: "Certamente a beleza física de Erin foi decisiva para que os produtores do "Die Komissarin" se antecipassem ao mercado e contratassem a jovem atleta alemã".

Não demorou muito para que Erin Schröder galgasse muitos degraus de fama. Após sua estreia na série policial, seu corpo invejável se tornou comum em anúncios publicitários de moda desportiva. Ela se mostrava muito à vontade diante de câmeras de vídeo, rendendo-lhe uma legião de fãs. Logo em seguida Erin lançou o hit musical dançante "Ich weiss, dass du mich willst[15]" que conquistou a Alemanha, alcançando vinte milhões de visualizações em menos de duas semanas. Lançou em seguida o mesmo hit, traduzido para o Inglês. Isso lhe rendeu um bilhão de visualizações em menos de seis meses.

Em abril de 2034, a marca "Erin" não chegava a se rivalizar com celebridades de Hollywood ou Bollywood. Mas conseguia mobilizar massas. Depois de uma turnê entre Coreia e Japão, Erin retornou à Alemanha por motivações políticas.

Uma semana antes, um grupamento neonazista, apoiado por muçulmanos fundamentalistas, reuniu mais de trinta mil pessoas em Alexanderplatz em um protesto contra o sionismo e Israel. Muitos ficaram chocados com as faixas de "Há 100 anos nós tomávamos o rumo certo!" empunhadas na manifestação, comemorando o centenário da ascensão de Adolf Hitler à chancelaria do Reich alemão.

Erin e um grupo de artistas promoveram um show no Max-Morlock Stadion, em Nürnberg, em protesto contra as

[15] "Sei que você me quer".

manifestações antissemitas e neonazistas. Nürnberg havia sido escolhida a dedo: foi ali que o Partido Nazista realizou suas maiores manifestações de força, cem anos antes.

Armin Sunip não era fã de música dançante. Não era do tipo hedonista, acostumado a noitadas e shows. Naquela oportunidade, já estava entabulando o que seria o namoro e depois, o noivado com sua futura esposa, Drágica Ahmetovic. Estava focado em contribuir para o início de um novo projeto no ZBK, o qual ele ainda não conhecia muito bem. Estava ganhando dinheiro bem acima de suas necessidades pessoais, pela primeira vez na vida.

Mesmo assim, não resistiu à ideia de pagar – e pagar caro – pelo Ingresso VIP no show de Erin. De posse daquele ingresso ele teria a prerrogativa de se encontrar com a artista no corredor do palco aos camarins. Lá, poderia fazer fotos e ganhar um vídeo ao lado da artista.

Fez uso dessa prerrogativa. No fim do show, altas horas da noite, lá estava ele entre adolescentes e jovens quase histéricos ante a perspectiva de dar um beijo ou fazer uma foto com a artista.

Ele chegou a pensar em desistir. Naquela época com 28 anos, sentiu-se ridículo, espremido entre um grupo de adolescentes latino-americanos que faziam uma balburdia para receber a artista. Já considerava a ideia de ir embora, quando viu as curvas estonteantes e tatuadas de Erin, a artista sorridente, maquiada e suada após o show. Ficou sem reação, estático. Mal sabia que havia um protocolo padrão. Sunip deveria se vestir com um t-shirt branco que seria autografado por ela, depois faria fotos e vídeos que seriam encaminhados para seu endereço eletrônico previamente cadastrado.

O olhar dos dois se encontrou, quando Erin se desvencilhou de um dos adolescentes pegajosos.

- *Hallo, Hottie*... – Armin sorriu dizendo a expressão alemã que costumava a usar sete anos antes, quando estava junto de sua irmã.

Armin ia inclinando a cabeça para beijá-la quando a artista, expressão indignada, deu-lhe uma cusparada no rosto.

Por uma fração de segundos, o choque imobilizou a todos no corredor estreito. Mas não impediu que os celulares de vários adolescentes continuassem a filmar a cena inesperada.

Imediatamente, os seguranças trataram de retirar Erin do corredor, enquanto o time de assessores de marketing abordou os adolescentes, solicitando que apagassem as imagens e vídeos da cusparada, mediante uma generoso soma.

Os assessores foram efetivos. Apagaram as cenas das câmeras de segurança, conseguiram deletar os vídeos e fotos da cusparada. O caso nunca veio a público.

Armin saiu duplamente envergonhado do corredor. Sequer prestou a atenção à uma das assessoras de Erin, que lhe ofereceu uma quantia de dez vezes o preço do ingresso VIP, em troca de silêncio.

Armin Sunip nunca teve certeza da importância daquela cusparada, à qual procurou apagar da memória. Mas não pôde deixar de correlacioná-la com o lançamento de novo hit musical de Erin.

O vídeo dançante se chamou "Genug von Jungs", traduzido para o Inglês como "Fed up with boys"[16]. O vídeo era carregado de sensualidade e danças entre mulheres. Erin terminava o vídeo com um beijo na boca de uma dançarina.

Um canal de streaming de crítico de artes logo vaticinou que se tratava de mais uma cartada de marketing para prolongar a vida artística de Erin. Outros canais feministas celebraram a novidade. Em um destes canais, uma entrevistadora perguntou com qual gênero, ou sexualidade, Erin se identificava.

A resposta de Erin, "Não sei, depende do dia", pareceu ser espontânea, e ajudou ainda mais a reaquecer seu nome nos *top trends*.

---

[16] "De saco cheio de meninos", tradução livre.

Fundamentalistas muçulmanos, que já não estavam satisfeitos com a atitude anti-islâmica de Erin, a partir da nova música, e de suas declarações, passaram a chamá-la de "típica prostituta da velha Alemanha".

A reunião presencial foi marcada com os acionistas para o dia 14 de novembro de 2050. Era uma segunda-feira fria, a primeira com temperaturas vizinhas ao zero grau do outono daquele ano. Uma chuva fina – não era inversão radioativa – caía em Grünheide.

Armin em pessoa estava fazendo as honras da casa. Ele ficou ausente do ZBK por mais de três semanas, fazendo viagens sigilosas em prol do projeto. A reunião havia sido planejada conforme os resultados das viagens.

O penúltimo a chegar foi o General Britânico. O último foi o representante de um fundo de investimentos chineses.

Passadas as primeiras amenidades, café, uma recepcionista contratada para um tour pelas instalações, os visitantes foram conduzidos à sala de reuniões do terceiro subsolo.

- Bem senhores... – Armin estava elegantemente vestido, com um terno azul petróleo e camisa de gola alta estruturada, um suéter da cor do terno por cima da camisa branca. – Agradeço a visita dos senhores militares da OTAN, os senhores representantes do fundo chinês de desenvolvimento tecnológico, o senhor representante da General Robotics, o senhor representante do fundo Oceânico de desenvolvimento científico, e o senhor representante dos fundos minoritários. Juntos, os senhores perfazem 93% dos investimentos feitos no ZBK, atualizados ao valor presente. – Fez uma pausa. – Nosso objetivo hoje são dois. O primeiro, apresentar os resultados mais recentes dos nossos desenvolvimentos. O segundo, concluir as negociações que tive oportunidade de discutir com os senhores nas últimas semanas. – Digitou algo em seu computador de pulso. As luzes da sala diminuíram e o projetor holográfico se iluminou no centro da mesa oval. – Para que estejamos todos nivelados dos conceitos e terminologias que usamos no ZBK, o Dr. Lopez fará uma explanação sobre as nossas tecnologias de determinação de caracteres genéticos e de controle de expansão celular. Em seguida a Dra. Dahlmann-Piña falará do processo de Carga cognitiva.

Elisha Lopez tomou a palavra, e pela meia hora seguinte falou sobre os Modelos Zero a Dois, as causas de suas falhas, o Modelo 3 e o futuro Modelo 4. Apresentou a teoria de manipulação genética por CRISPRs, por nanobots e controle neuro-hormonal por meio dos Neurolinks.

Julia Dahlmann explicou o processo de Upload cognitivo, os estímulos mecânico-elétricos no início do período de crescimento das amostras, explanou sobre o leque de conteúdo das cargas cognitivas, o processo de leitura neuronal como resposta às cargas cognitivas.

Surgiram algumas perguntas específicas sobre o desenho dos nanobots, respondidas pelo próprio Sunip, e ainda sobre carga cognitiva emocional e moral, respondidas por Julia.

Os acionistas já estavam bem relaxados, algumas xícaras de café sobre a mesa, quando Sunip se ergueu.

- Bem, senhores, uma vez sanadas as dúvidas, chegamos ao momento que vocês mais aguardam, tenho certeza. – Sorriu. – Julia, por favor, peça que tragam Paul 525, Petra 527 e 525.

Julia sussurrou junto ao seu computador de pulso.

- Enquanto isso, querem se servir de mais café? Ao fundo temos o balcão com sanduíches.

Os visitantes se ergueram. Mesmo os militares, sempre tão sisudos, pareciam à vontade.

A porta ao fundo da sala se abriu.

Sunip ouviu o barulho e virou-se, sorrindo.

Petra 527 e 525 apareceram vestidas em *leotards* escuros de ginástica artística olímpica. Paul 525 apareceu vestido de camiseta e shorts de ginástica. No peito das Petras, os números 527 e 525 impressos. As Petras estavam ambas com os longos cabelos loiros presos em rabos de cavalo.

Vieram acompanhadas de duas enfermeiras e um robô enfermeira. Assim que viram Sunip, abriram um cativante sorriso.

Os mesmos cabelos. Os olhos azuis. A pele roseada. O rosto outrora infantil dos espécimes, antes traziam lembranças vagas. Mais de vinte dias de afastamento do ZBK impediram que Sunip acompanhasse a puberdade das espécimes femininas as transformando em jovens mulheres. As duas jovens agora tinham seios volumosos, curvas nos quadris, cintura fina. Coxas e pernas grossas como as de uma atleta.

Elas só não tinham as tatuagens.

Eram idênticas a Erin. Aquelas meninas eram a imagem de Erin Schröder o assombrando depois de anos. O sorriso de Sunip se derreteu em uma expressão assombrada.

Os visitantes aplaudiram a chegada.

As meninas não entenderam exatamente o que era aquilo, mas sorridentemente aplaudiram também.

O acerto entre o time do ZBK era de que Sunip explicaria os detalhes e peculiaridades daquela geração, o sucesso do Modelo 3, iria mostrar a interface da antena do neurolink implantada e devidamente camuflada pela cabeleira loira no alto da cabeça das meninas, entre outras coisas. Mas Sunip congelou.

- Professor... – Julia sorriu chamando-o à aterrissar.

Sunip a olhou ainda com assombro nos olhos.

- O Professor Sunip não vê nossos espécimes faz mais de trinta dias. Isso faz uma diferença significativa. Quando ele iniciou a viagem as meninas eram ainda púberes, e agora já são mocinhas. Ele mesmo deve estar chocado. – Julia sorriu. Os visitantes deram risadas. – Vinte dias são equivalentes ao crescimento fisiológico de quase um ano. As Petras têm quatorze anos fisiológicos nesse momento.

Petra 527 deu saltinhos e se aproximou quase correndo de Sunip. Segurou-o pela mão e deu-lhe um beijo, para o qual ele cuidadosamente virou o rosto, emprestando a face para o contato.

- Elas gostam de você... – Um acionista sorriu.

- Como podem ver, senhores... – Julia prosseguiu. – Aqui está a interface wireless do neurolink. – A argentina tomou Petra 527 pela mão e fê-la baixar a cabeça. Separou os cabelos loiros e mostrou a superfície metálica circular de menos de cinco milímetros de diâmetro.

- Podemos tocá-las? – o investidor chinês perguntou.

- Por favor. – Julia permitiu a passagem do senhor chinês.

- A pele é....

- Sim, claro, pele humana.

- Estou enganado, ou ela está com febre?

- Isso é esperado. A temperatura basal da geração Petra e Paul é de 38 graus. O consumo de calorias é cerca de 8% superior ao de um jovem normal em repouso.

- A nutrição?

- Balanceada e cinco vezes ao dia.

- Comilona, você, hem? – O chinês sorriu e deu uma tapinha no rosto de Petra 527. Imediatamente Petra fechou a expressão e os punhos. Julia se interpôs imediatamente entre ela o visitante. Olhou-a nos olhos.

- Está tudo bem, 527.

Julia era mais alta que Petra 527, e a loirinha se ergueu na ponta dos pés para olhar com expressão de poucos amigos para o chinês.

- Vejam como são idênticas. – Elisha puxou 525 e 527 na direção oposta ao chinês, aproximando-as do Australiano da Fundação Oceânica.

- Fantástico.... Posso fazer um teste? – Disse o australiano. – Um software de comparação biométrica. No caso, vou comparar as duas írises das meninas.

- Já te adianto. A forma da íris e as impressões digitais são criadas por processos aleatórios não genéticos. – Elisha respondeu. – 527 e 525 são geneticamente idênticas como gêmeos idênticos. Mas não tem as mesmas digitais, nem as mesmas íris, por exemplo.

- Então elas são únicas.

- Sim. – Sunip recobrou a palavra. – Elas são únicas. – Sunip segurou as mãos dos espécimes. 527 reclinou a cabeça no ombro do Professor.

A reunião durou a tarde toda. As discussões foram antecipadamente acertadas para prevenir divergências, mas mesmo assim, houve calor nas conversas. Os militares não queriam perder o poder majoritário nas decisões do projeto. Mas o Fundo Oceânico, o Fundo Chinês e principalmente, a norte-americana General Robotics ampliaram seus investimentos de maneira que passaram a controlar, no valor presente, cerca de 56% do total do Projeto.

- Sei que você queria evitar o leilão. – O General britânico apertou a mão de Sunip, ao se despedir. – Mas a questão da participação do Fundo chinês não vai ficar da forma como está.

Elisha Lopez estava ao lado do Professor, enquanto Julia, o outro psicólogo indicado pela OTAN e o Hindu, Engenheiro chefe, ajudavam a controlar Paul e as Petras. Os espécimes não podiam se conter com tantas pessoas diferentes ao em torno delas. Os acionistas se divertiam com os meninos.

- Entendo a preocupação do senhor, General. Mas a proclamação da Comunidade Global encerrou as hostilidades entre OTAN e China, ou estou equivocado?

- Como já te disse uma vez: Confiamos, desconfiando. Acabamos de sair de um conflito global em que ficamos em lados distintos, Professor. Ademais... – O militar olhou em volta. – O senhor sabe que os chineses estão mais adiantados na pesquisa de manipulação do genoma humano. Conseguimos alguns corpos de soldados chineses abatidos na fronteira com a Índia. Eles continuam pesquisando a rejeição de unidades robóticas pelo corpo humano e tiveram sucesso em alguns destes soldados. Não se trata apenas de diz-que-me-diz da Internet.

- Sim.

Sunip balançou a cabeça afirmativamente.

- A decisão de lançar comercialmente os espécimens antes de aplicarmos na segurança da OTAN tem vantagens e desvantagens. A maior vantagem será a possibilidade de testes em campo aberto, com interação em larga escala com humanos e robôs. Isso fará o processo de Upload cognitivo avançar a passos largos. Porém revelaremos aos nossos concorrentes chineses as nossas fraquezas. – Sunip argumentou.

- E nossas vantagens também.

- Sim. O uso dos nossos espécimens para controle de brigadas é a melhor estratégia, no meu entender.

- Concordo que o serviço sujo e a força bruta deve ser exercida pelos robôs soldados. – O General pausou. – Que o comando esteja nas mãos de humanos programados. Meu mundo dos sonhos. Foi assim que conseguimos vencer a guerra ao lado dos Hindus. Ainda que sem os espécimens. Com eles, continuaremos à frente dos chineses. Não podemos também nos esquecer do componente humano. Cerca de 40% do efetivo armado da OTAN não nasceu em países da OTAN. Robôs vêm fazendo a reposição que a taxa de natalidade não consegue repor. Mas robôs, por mais camadas de segurança que usemos, podem ser hackeados. Estrangeiros têm uma fidelidade do tamanho do salário deles. O antigo Império Romano aprendeu isso da maneira mais dura. Precisamos de indivíduos não hackeáveis, mas cuja lealdade possa ser programada.

Sunip olhou para o General e engoliu em seco.

- Professor, não me olhe dessa forma, como se eu fosse um novo Adolph Hitler. Eu sou um profissional militar. Amo a paz. Odeio a guerra. Perdi um filho em combate. Sei do que estou falando. Meu filho morreu em um ataque islâmico contra uma base britânica no Oriente médio. A Guerra da Água[17] matou mais de

[17] A Guerra da Água envolveu três grandes fronts: o Hindustão e região do Aral, o nordeste e o chifre da África e finalmente a frente oriental entre China e os países do pacífico e indochina.

setecentos milhões de pessoas. Estamos tendo de lidar, no mundo todo, com mais de quatrocentos milhões de refugiados. A Índia e o Paquistão, sem falar de Bangladesh precisarão de décadas, talvez mais de um século, para voltarem a ter um mínimo de

---

A estimativa de mortos por conflitos convencionais, pela explosão nuclear de 30 ogivas nucleares (22 hindus e 8 paquistanesas), pela fome, seca e doenças foi de mais de setecentos milhões de pessoas. A tabela abaixo apresenta os dez países mais afetados (estimativa do número de mortos):

	Países	Soma de Mortos na Guerra
	Total Geral	**707.898.000**
1	India	405.000.000
2	Pakistan	119.000.000
3	Bangladesh	70.000.000
4	Egypt	29.200.000
5	Ethiopia	25.600.000
6	Tanzania	17.500.000
7	Yemen	9.000.000
8	Sudan	8.700.000
9	Somalia	7.720.000
10	Kenya	6.587.000

O número estimado de fugitivos de guerra (os dez países mais afetados) é dado na tabela abaixo.

	Países	Soma de Refugiados
	Total Geral	**408.150.000**
1	India	210.000.000
2	Ethiopia	30.000.000
3	Tanzania	28.000.000
4	Egypt	25.000.000
5	Kenya	23.000.000
6	Sudan	16.000.000
7	Yemen	12.400.000
8	Bangladesh	11.600.000
9	Pakistan	8.600.000
10	Somalia	7.000.000

prosperidade. Foi o mais próximo que a raça humana esteve de uma extinção. Minha tarefa é assegurar a paz. Não podemos ser ingênuos de nos propor a vivermos sem forças de defesa. Não podemos confiar plenamente uns nos outros. Muito menos confiar no desconhecido, agora que estamos colonizando outros mundos, e poderemos nos encontrar com alienígenas que podem ser mais belicosos que nós. Ressentimento e medo ainda nos perseguirão por muitas décadas, Professor. Precisamos da inteligência e da habilidade de homens como o senhor.

- Continuaremos a contribuir.

- Muito bem. Boa tarde. – O General apertou a mão de Sunip, acompanhado de suboficiais que se despediram prestando continência.

- Boa viagem. – Sunip se despediu.

- Preferi deixá-los à vontade. – O administrador da General Robotics, se aproximou, um americano descendente de nativos, coreanos e hindus, olhos esverdeados expressivos.

- Obrigado pela discrição.

- Algo que ainda não discutimos. Vou deixar nosso time de Marketing à disposição. Vocês pesquisadores têm uma certa dificuldade em vender o produto de vocês. Vamos valorizar a brilhante conquista que tiveram. Trata-se de uma nova indústria. Muito além do que fizemos com os ecopigs. Vamos pensar no nome do produto, modelos, estratégia de lançamento. Ok?

- Sim, nossa relações públicas estará à disposição.

O norte-americano sorriu e cumprimentou Sunip e Lopez.

- Produto... – Sunip sussurrou para si mesmo.

No dia seguinte Julia bateu à porta de Sunip.

- Posso entrar?

- Sim, por favor.

Julia sentou-se de frente ao Professor chefe do ZBK. Ficaram olhando nos olhos um do outro por alguns longos segundos.

- O que foi, Julia?

- Sua reação ontem, ao ver as Petras. O que houve?

- Você sabe que não creio em um Deus, um Alá. Mas as coisas ultimamente parecem-se mais como se o Deus cristão estivesse falando comigo. Para a tradição dos meus pais, Alá é todo-poderoso, distante. Ele se encarnar em um humano como Jesus, combater Isaque, essas coisas são blasfêmias. Mas a proximidade de coisas bizarras que tem me acontecido, isso me deixa perplexo.

- O que houve de tão bizarro?

- Ao mesmo tempo que Katrin Schröder reaparece do nada na minha vida, descubro que as Petras são idênticas à sua irmã, Erin Schröder.

- Você não está exagerando a coisa?

- Olha isso. – Armin Sunip apontou para o computador de pulso. Com um gesto sobre a tela do pulso, ele jogou a imagem gerada para a tela grande de seu computador. A foto de corpo inteiro de Erin Schröder, de maiô de saltos ornamentais, medalha de bronze no peito.

- Lembra-se de Erin?

- A cantora? Essa Erin era a cantora atleta? Eu era adolescente quando ela apareceu. – Julia ergueu as sobrancelhas com inequívoca surpresa. – Tenho de admitir a semelhança. Só fazendo um teste de DNA para tirar isso da sua cabeça. Realmente são muito parecidas.

- Parecidas? – ele abriu uma janela do computador com a foto de Petra 527. O software superpôs as duas fotos. Match de 99,7%. – São idênticas. – Sunip fez uma pausa. – Não há registro dos doadores dos embriões que geraram nossos espécimes. Mas agora a irmã dela, Katrin, apareceu. – Sunip falava com perplexidade e ao mesmo tempo, com entusiasmo.

- O que você e Drágica decidiram a respeito? Você procurou essa Katrin?

- Não, ainda não.

- Você contou para Drágica o que os envolveu no passado?

Sunip baixou a cabeça.

- Ainda não.

- Falei com Drágica na sexta passada. – Julia fez uma pausa. – Ela está se consumindo em dúvidas e suspeitas. Fale aberto. Exponha o que pensa e sente. Se é algo do passado, ela vai superar. Mas você precisa se colocar inteiro diante de sua esposa.

- Remexer com o passado não é pior?

- Absolutamente não. O pior já aconteceu. Ela sabe que Katrin Schröder existiu.

Sunip baixou o olhar, submerso em suas dúvidas.

- Por que não tira férias?

- Férias, agora?

- Quando, então? Há quanto tempo você não tira férias a não ser os recessos de fim de ano?

Sunip nem se atreveu a responder. Assustou-se quando lembrou que suas últimas férias foram mais ou menos no início da Guerra da Água, mais de dez anos antes.

O verão de 2038 foi particularmente trágico para o sul da Europa, África do Norte, Oriente médio e próximo. Uma chamada “bolha quente” se estabeleceu nessa região, formando um retângulo seco e quente que ia, do Norte, de Madrid e a Cachemira, até o sul, em Lagos (Nigéria) e Isfahan (Irã). Se estendia do oeste a partir da Mauritânia, até Bangladesh, no leste. De julho de 2037 até agosto do ano seguinte não houve nenhuma precipitação expressiva.

Incêndios florestais em Portugal e Grécias, falta de abastecimento generalizada nos países árabes mais pobres, seca nas nascentes do Rio Indo e Ganges.

A bolha de calor já havia se tornado rotineira a cada verão das últimas décadas, mas em 2038 ela alcançou sua maior intensidade, extensão e duração.

No meio desse caos climático, o governo eleito paquistanês foi derrubado por um golpe fundamentalista. Justamente quando o Irã permitiu, depois de sessenta anos de governo teocrático, a concorrência de partidos laicos nas eleições municipais, o Paquistão via chegar ao poder um grupo político que faria os Aiatolás iranianos se assemelharem a humanistas.

O primeiro ato do novo governo paquistanês foi exigir renegociação sobre a "Emenda ao Tratado das Águas do Rio Indo", assinada no governo anterior e a Índia.

A Emenda ao tratado obrigava a Índia a usar práticas de conservação da água, reflorestamento e tratamento de esgotos rurais e urbanos no alto Rio Indo, dando a contrapartida à Índia de ampliar seus canais de irrigação.

O novo governo Paquistanês denunciou a Emenda, proclamando abertamente uma guerra santa (Jihad) a todo o ocidente e às nações infiéis (notadamente Israel e Índia). Deslocou tropas para as fronteiras da Cachemira.

Foi o ato inicial da Guerra da Água.

O Governo afegão, grupos descontentes com as liberalizações iranianas, e agrupamentos terroristas espalhados pelos cinco continentes, aderiram ao chamado paquistanês. Atentados de pequena escala começaram a pipocar em cidades islâmicas ocidentalizadas, como Dubai e Singapura, além de capitais ocidentais. A reação à Jihad não tardou.

Na primeira sexta-feira de setembro de 2038, um show anti-jihadista foi programado para o Olympiastadion, em Berlin. Erin Schröder era uma das artistas da programação. O show reuniria mais de cinquenta mil pessoas.

Erin estava recebendo os últimos retoques nos cabelos e maquiagem quando um segurança abriu a porta do camarim, anunciando a visita de sua irmã.

- Katty? Aqui? – Erin respondeu. – Deixe-a entrar.

A porta se abriu e Katrin, acompanhada de seu namorado, entraram.

- Que bom que você veio. – Erin se ergueu e deu um abraço na irmã.

Se tudo estivesse bem entre as duas, o abraço seria muito mais cordial. Chegou a ser um abraço formal, mesmo considerando que elas não se viam havia cinco meses.

- Quis te prestigiar. – Katrin sorriu, olhando a irmã.

Erin usava uma roupa colante vermelho-sangue que deixava ver suas curvas e tatuagens. Os cabelos soltos atrás da cabeça. A maquiagem, forte e carregada, para permitir ver seus traços, mesmo à distância do palco.

- Tudo bem, Oleg?

- Sim, tudo bem. – O rapaz que acompanhava Katrin procurou ser simpático. – Parabéns pelo show. – Disse em alemão com sotaque ucraniano.

- Você se incomoda de aguardar um momento lá fora? – Erin foi direta.

- Claro, por favor, fiquem à vontade. – Oleg sorriu e deu meia-volta.

- Obrigada. – Erin o seguiu com os olhos até que saísse do camarim. Sentou-se novamente diante do espelho. A assistente cabelereira continuou a arrumar seus cachos loiros. – Pega o robe por favor?

A assistente trouxe um robe branco que cobriu as curvas da cantora.

- Eles exageram nesse ar-condicionado. Isso aqui está um gelo. – Olhou para o alto, através do espelho. – Como está o velho? Tem notícia?

- Sumido, como sempre. Filho de ex-STASI[18]. Desaparece sem deixar traço.

- E *Mutti*?

- Daquele jeito de sempre. Entre um pileque e outro, elogia a filha que deu certo, virou artista, e xinga a filha que deu errado, eu, no caso.

---

[18] Ministerium für Staatssicherheit (Ministério para a Segurança do Estado), a polícia secreta e de inteligência da antiga Alemanha Oriental.

- Pare com isso. – Erin censurou a irmã, olhando-a pelo espelho. – Você arranjou um menino para namorado, mas parece ser um menino decente. Acho que vocês formarão uma bela família alemã. – Sorriu ironizando. – Minha mãe vai te elogiar também.

- Para de chamar ele de menino, só por que tem 26 e eu sou um ano mais velha. Ou a ironia é por ele ser filho de foragidos da Guerra da Ucrânia? Ou ainda por que eu sonho em me casar?

- Tudo isso junto. – Piscou um olho para a irmã.

- Oleg tem me ensinado muito... Ele conhece a bíblia profundamente. É um abençoado.

- Pelo menos ele parece que não vai arranjar aquela mulherada que meu pai dizia serem amigas.

- O Reino de Oleg está no céu.

- Amem. – Erin sorriu irônica. – Quem diria, minha maninha virando santa.

- Conheço muito pouco da Bíblia. Mas o pouco que sei, é que Jesus nos deu de graça a vida Eterna, morrendo no lugar que era nosso.

- Minha eternidade está assegurada, Katty. Você já tem a senha.

- Não estou falando de posteridade genética. Estou falando de vida depois da morte.

- Deixa eu me lembrar... – Erin fechou os olhos simulando fazer força mental. – "Se Cristo não ressuscitou, então vã é a fé de vocês[19]. Comamos e bebamos porque certamente morreremos[20]". Não é isso?

- Ora, você prestou alguma atenção...! – Katrin sorriu satisfeita.

- Não se iluda, maninha. Prefiro comer e beber. Ser comida também. – Riu com ar de deboche.

Katrin olhou para o chão, olhar de desânimo.

---

[19] 1 Co 15:14

[20] 1 Co 15:32

- Para com essa carinha. – Erin se ergueu tirando o robe. – Daqui a pouco vou pro palco – Olhou para um relógio digital no espelho. – Um dia eu penso mais sério sobre isso, de Jesus. Eu prometo.

Katrin olhou para a irmã com um grande aperto no coração. Abraçou-a com força.

- Não, para com isso. – Erin soltou-se e calçou as sandálias de salto alto. – Pronto. Agora pode me abraçar. – Erin sorriu, ficando da altura da irmã mais nova.

Katrin não conteve uma lágrima indiscreta. Um gemido inexprimível, um som sem tradução, mas que uniu o coração das duas. Abraçaram-se novamente. Ficaram abraçadas por segundos.

- O que houve? – Erin se afastou da irmã.

- Queria tanto te levar comigo, sair andando de mãos dadas com você, te levar para fora desse estádio... – Katrin tentou conter inutilmente outra lágrima que desceu pela face.

- Faremos isso outra noite. Hoje não estou cantando de graça. Alguém tem que pagar o pozinho branco da lindona, aqui.

Katrin fingiu não ter entendido a referência à cocaína. Afastou-se da irmã, soltando-lhe a mão, olhando-a cada vez mais distante, até a porta se fechar. Encontrou-se com Oleg.

- Você estava chorando?

- A vida que minha irmã escolheu é muito diferente da nossa. Vamos embora daqui.

- Não vamos ficar para o show? – Oleg ergueu os ombros.

- Você lembra quando me falou sobre os gemidos inexprimíveis[21]? Vamos embora daqui.

Um dos seguranças de Erin os acompanhou. Katrin colocou óculos escuros – embora de noite – e um boné ocultando o coque de cabelos loiros. Sempre era confundida com a irmã e abordada para autógrafos. Queria ir embora rápido, sem ser importunada. Conseguiu se desvencilhar dos fãs da irmã mais velha.

---

[21] Rm 8:26

Erin, por sua vez, subiu ao palco minutos depois. Exuberante, no auge dos 33 anos, mantendo a forma de sereia dos tempos de atleta. Enfeitiçava a plateia e os mais de sessenta mil presentes. Cantou cinco dos seus hits. Entre cada um dos hits, fazia um pequeno discurso em favor da paz, do amor, da convivência dos povos. Dessa vez foi menos áspera com as religiões. Evitou abordar o assunto.

Enfatizou a comunhão de povos e raças. A plateia entrou em delírio quando ela caminhou pelas duas plataformas de metal e madeira que se estendiam do palco para dentro da plateia. Agachou-se, apontando o microfone para diversos fãs. Uma jovem alemã que falou da cidade de onde veio, um rapaz inglês, mencionou sua origem hindu. Erin deu voz a outra italiana de origem africana, também a outra moça da Líbia com *hijab* que lhe escondia os cabelos, e um rapaz paquistanês. Este último foi particularmente saudado por Erin, por "representar o povo paquistanês, e não aqueles fundamentalistas que tomaram o poder".

Enquanto Erin voltava ao palco, para sua sexta apresentação, o mesmo paquistanês que falou ao microfone se agitou no meio da plateia, entrando por baixo da estrutura de metal do palco. Um dos seguranças o seguiu. Aquela era área de acesso proibido.

O microfone de Erin captou a voz abafada do bate-boca entre o paquistanês e o segurança, e por fim o grito: "Allahu Akhbar[22]!"

Oitenta quilos de dinamite explodiram debaixo do palco junto à plateia.

Erin, o segurança, cinco músicos e dançarinas de seu grupo, e sessenta e cinco fãs morreram imediatamente ou nas horas subsequentes. Houve quatrocentos feridos.

[22] Alá é grande! (árabe)

- Julia Dahlmann não pediu a demissão do Professor Sunip. Mas sugeriu enfaticamente que ele deveria ser afastado ou fique na geladeira até o projeto ser concluído, com um espécime comercial de sucesso. – O General britânico tinha um antiquado lápis na mão, e rabiscava um papel, enquanto conversava na sessão de vídeo. – A alegação dela é de que Armin Sunip tem problemas passados com um aborto. Este aborto não foi tratado da maneira corriqueira e isso trouxe sequelas no seu emocional. "Sunip não teria o distanciamento ético e moral necessário para conduzir o projeto até o fim". Palavras de Julia. O que você acha disso?

- Concordo, mas só em parte. – Era o psicólogo da OTAN, que havia sido admitido e viera atuando muito discretamente no corpo profissional do ZBK. O psicólogo falava de dentro da sede, em Grünheide. – De fato, o Professor demonstrou, em diversas vezes, envolvimento emocional com a pesquisa. Foi emblemática a sua reação quando apresentou as Petras na reunião com os acionistas do projeto. – Coçou o cavanhaque em tom meditativo. – Porém eu vejo nele uma incomum capacidade de superar eventuais confusões mentais. Como o senhor mesmo disse, além de sua especialização em Cibernética e cirurgia robótica; além de sua proverbial capacidade de gestão que manteve o superávit do ZBK, mesmo com corte de investimentos da OTAN; além de sua capacidade de transitar por todos os domínios de conhecimento, desde a biomedicina, passando pela psicologia da cognição, nanorobótica, até à estatística e probabilidade; por todos esses motivos, General, não creio que encontremos um substituto à sua altura.

- Você recomenda não encostar Sunip.

- Sim. Resolveríamos um problema potencial criando dezenas de problemas concretos. Talvez possamos apenas limitar suas atribuições. Talvez dividir suas funções. Ele se concentraria na gestão do projeto, na montagem do negócio. A questão técnica, que envolve maior proximidade com os espécimens, poderia ir para um outro profissional.

- Elisha Lopez?

- Tenho restrições a ele.

- A própria Julia.

- Também não. General, sendo muito franco, entendo que Julia, assim como Elisha, são duas pessoas treinadas para executar as tarefas que lhe são confiadas, sem qualquer remorso ou dúvida ética. São ótimos para ficar onde estão. Porém essas habilidades têm um contrapeso: eles não têm medida para a própria ambição.

- Posso ler nas entrelinhas que você diz que o parecer de Julia de tirar Sunip visa sua própria promoção. – O General fez um desenho de forca no papel que rabiscava.

- Muito provavelmente.

- Quem você sugeriria para a gestão técnica?

- Penso em três nomes, mas Dakhsha, o Engenheiro chefe Hindu, me parece ser o mais indicado. Capacitado, discreto, focado, frio, mas ao mesmo tempo muito relacionável.

- Excelente currículo. Gosto dele, também. – O General ergueu o olhar para o teto, pensativo. – Muito bem, obrigado pelas suas observações. Vamos dar férias a Sunip, e enquanto isso, Dakhsha assume o ZBK. Aproveitamos a oportunidade para o colocar em teste.

Petra

Armin Sunip estava no fim de suas férias.

Inimaginável! Desde o penúltimo recesso de inverno ele não sabia o que era acordar às nove horas da manhã. Virou-se na cama. A cama vazia, edredom revirado, a camisola displicentemente largada indicavam que Drágica já estava de pé. Nessa última semana de férias os filhos retornaram às atividades na *Berliner Berufs-und Kreativschule*[23] lhe permitindo dedicar tempo à esposa, depois de vinte dias agitados com filhos ainda mais agitados, em um resort paradisíaco – e livre de radiação – no Brasil. O casal estava à sós no silêncio de seu apartamento.

- Dormiu bem? – Drágica virou-se, vendo o marido se aproximar. Estava na cozinha terminando um desjejum para o marido.

- Sim dormi. Vou sentir falta disso. – Sentou-se à mesa apreciando o café da manhã. Sunip sempre saía de casa muito cedo, bebendo apressadamente uma xícara de café e engolindo duas torradas, quando muito. – Que maravilha! Ovos mexidos, bolo de chocolate e biscoitos com geleia.

Drágica sorriu. Os seus olhos faziam força para acompanhar o sorriso.

- Senta aqui comigo. – Sunip puxou uma cadeira, conduziu a esposa para o assento.

Drágica ficou olhando o marido. Suas pupilas pulavam por todo o seu rosto, como quem tenta decifrar um enigma.

- Vou chamar Katrin para conversar conosco.

[23] Escola Vocacional e de Criatividade de Berlim

- Armin... – A expressão de Drágica acusou receio. -- ...eu acho que...

- Vou chamá-la. Não vou deixar esse fantasma do passado vir me assombrar. Vamos resolver isso juntos.

Um sorriso trêmulo aflorou no rosto de Drágica. Mistura de medo e esperança. Como muçulmana de tradição, já estava condicionada a acatar a decisão do marido. Já havia mesmo considerado a possibilidade absurda do marido trazer a alemã para dentro de sua casa. A Guerra da Água havia derrotado governos propagadores da *Sharia*, a lei islâmica. Ultimamente Drágica vinha recebendo vídeos propagandeando as virtudes da lei. Os idealizadores dos vídeos usavam a estratégia da conquista de corações e mentes, ao invés de guerra santa. O tal vídeo mostrava um muçulmano apresentando as vantagens da poligamia, e uma de suas esposas, uma alemã. O Estado alemão fazia vistas grossas para esses casos, para não perturbar o instável apaziguamento do pós-guerra. A Alemanha de 2050 tinha mais habitantes muçulmanos que Luteranos.

Katrin Schröder bateu a campainha do prédio de Armin Sunip na noite da quarta-feira da última semana de férias. O Professor sentiu um frio na espinha e os intestinos se reviraram. O acerto da visita foi feito por curtas mensagens de texto. As mensagens cautelosas não entraram em detalhes sobre os assuntos, e Sunip receava surpresas. Mas preferiu o risco de encarar surpresas a deixar o passado sem tratamento.

Levantou-se, vendo a imagem da mulher loira por meio da câmera da entrada social do prédio. Acionou o comando de abertura da porta. Aguardou intermináveis segundos até que o elevador se abriu.

Katrin estava acompanhada de um homem. Ela tinha os mesmos cabelos loiros, os mesmos olhos azuis. Já não tinha mais o viço dos cílios longos e abundantes. O rosto já tinha algumas marcas de expressão. Sunip fez as contas rapidamente, Katrin agora tinha quarenta anos. Via-se claramente que Katrin era do tipo de mulher que não se importava muito com plásticas definitivas neurorrobóticas.

Katrin, por sua vez, ficou surpresa com a extensão da calvície de Sunip. Percebeu que as fotos e vídeos de seu perfil profissional e de redes sociais não eram atualizados com frequência. Armin havia mudado, nestes últimos vinte e dois anos.

- Boa noite! – Sunip estendeu a mão. Katrin lhe apertou a mão.

- Este é meu marido, Oleg Bondarenko.

- Prazer. – Sunip o cumprimentou e afastou-se dando passagem ao casal. – Por favor, fiquem à vontade para colocar os casacos no cabide. – Sunip percebeu a chegada da esposa, vinda de dentro do apartamento. – Esta é Drágica, minha esposa.

Cumprimentaram-se, livraram-se dos seus casacos e botas umedecidos pela chuvinha de novembro de 2050. Acomodaram-se ao redor de uma mesa na sala-copa, para onde Drágica trazia garrafas de chá, café e alguns docinhos bósnios.

- O seu marido, o que faz? – Drágica interrompeu o silêncio constrangido.

- Sou Pastor da minha Igreja. – Oleg sorriu pacificamente. – Espero que minha função não os incomode.

- Não, por favor, sou muçulmano apenas por tradição familiar. Não sou religioso. – Sunip apressou-se em colocá-lo à vontade.

- E você, Katrin, o que tem feito? – Drágica a serviu de café. Ao servi-la, suas mãos tremeram a ponto de Katrin recear que o café pudesse se derramar para fora.

- Eu e Oleg trabalhamos na nossa pequena empresa de customização robótica. Treinamos o processamento neural de alguns robôs de uso geral, principalmente para manutenção predial.

- Então Oleg não é apenas Pastor.

- Não de tempo integral. – Oleg sorriu agradecendo o café trêmulo de Drágica.

Silêncio.

Silencioso o suficiente para ouvir o deglutir de bolachas e o bebericar do café.

- Li pelo seu perfil que você tem pós-Doutorado em nanobótica pelo MIT. – Katrin sorriu retomando as amenidades. Sunip fez um gesto afirmativo com a cabeça. – Eu o vi na entrevista que concedeu algum tempo atrás para o Vlog de Amina Semba, sobre os Ecopigs.

- Sim, lembro-me de quando dei a entrevista. O canal DeutschAfrika.

- Sim, isso mesmo. – Katrin sorriu.

Novo silêncio. O som das xícaras.

- A Sra. Sunip conhece nossa estória? – Foi o marido de Katrin quem tomou a iniciativa de ir direto ao assunto que os trazia. – A Sra. Sabe do nosso passado em comum?

- Sim. – Drágica quase derrubou sua xícara trêmula no pires. – Sim, Armin me contou.

- Então, se me permite, posso te chamar de Armin, sem formalidades? – Oleg olhou para o filho de turcos.

- Sim, por favor.

- Bem, Armin, minha esposa não te procurou senão porque eu insisti. Eu deveria ser a pessoa mais constrangida nesse momento. Minha decisão de contribuir para resolver o passado não vem de mim, mas de Deus. – Oleg não deu tempo para interrupções. -- Katrin tem uma demanda familiar, e não sabia a quem recorrer. Nas pesquisas pela Internet vimos que você está realizando pesquisas com genética animal no Núcleo de Aceleração Citoreprodutiva, o ZBK. Você seria a única pessoa do nosso conhecimento que trabalha com genética. Mas para te pedir um favor, há um passo anterior. Não há como pedir um favor sem abordar nosso passado.

O casal Sunip continha a respiração.

- Houve um tempo em que esse passado interrompia minhas orações junto de minha esposa. Foi na época em que soube que ela havia abortado na adolescência. É verdade, fiquei ressentido. Mas veio ao meu espírito o que o nosso Senhor nos disse há mais de dois mil anos: "E, quando estiverdes orando, perdoai, se tendes alguma coisa contra alguém, para que vosso Pai, que está nos céus, vos perdoe as vossas ofensas"[24].

Sunip e Drágica continuaram em silêncio, olhos quase arregalados.

- Viemos aqui para te pedir um favor, mas antes precisamos quebrar a falta de perdão.

Sunip e Drágica continuavam a olhar para Oleg.

O silêncio era o bastante para se ouvir o zumbido discreto do robô doméstico se recarregando no dock. O som de um carro passando na rua molhada, seis andares abaixo.

- Eu creio, Armin e Drágica, que muitas vidas ficam congeladas e presas por falta de perdão. Perdão não é polidez que assegura a convivência entre pessoas indiferentes. Perdão é a renúncia à reivindicação. O perdão é dado quando desistimos intencionalmente do nosso direito de reparação. Perdão se dá quando renunciamos ao direito de achar que somos mais vítimas do que os demais.

- Armin... – Dessa vez foi Katrin quem tomou a palavra. Ela deu a mão ao seu marido, espremendo-os como se estivesse segurando a corda no precipício. – ... Quero viver uma vida livre na presença de Deus. Eu e Oleg temos três filhos maravilhosos. Sei que vocês também têm dois filhos. Há algum tempo fui fazer a inscrição on-line de um dos meus meninos na Escola Vocacional e de Criatividade de Berlim. Fiquei paralisada ao ver a "lista dos famosos" inscritos na Escola. Os seus filhos estavam na lista. Desisti de inscrever os meus filhos. A falta de perdão me imobilizou, e me impediu de dar a melhor alternativa de educação para meus filhos. Passaram-se semanas, o Senhor foi me falando que meus filhos

---

[24] Mc 11:25

estavam colhendo consequências ruins das feridas abertas pelos meus erros... – Olhou para Sunip. – ...pelos nossos erros do passado.

Sunip baixou os olhos.

- Armin, eu te peço perdão porque eu fui uma menina fútil, uma menina que se achava a rainha da sedução, e, irrefletidamente, nem considerei a possibilidade de não ir para a cama com você.

O rosto de Drágica se corou. A esposa de Sunip baixou o olhar.

- Eu te peço perdão, Armin, porque fui uma irresponsável, e segui a moda dos tempos e do mundo. Na época julguei que para ser aceita na roda das meninas liberais, precisaria ultrapassá-las na liberalidade. Eu te seduzi e me convenci a mim mesma de que estava sendo uma mulher normal dos nossos tempos. Naquela época eu nem tinha ideia do quanto Deus me conhece, me chama pelo nome, me considera diferente, especial e única.

Um bip quase inaudível soou na cozinha, indicando que o sistema de segurança do prédio registrava a chegada de algum vizinho na garagem.

- Mas sou eu quem devo pedir perdão, Katrin. – Sunip ergueu a cabeça, olhos marejados. – Eu era tão menino quanto você. Eu menti só para ter o meu prazer. Menti sobre minhas intenções, menti sobre o que pensava de você, menti usando a pose de muçulmano liberal. Menti, bancando o homem feito, resolvido e seguro de mim mesmo. Mais ainda, eu te peço perdão porque nem cogitei de levar a gravidez adiante. Sou eu quem te peço perdão porque te forcei abortar. Te peço perdão porque sequer tive coragem de me identificar como pai da criança, na clínica.

Agora Katrin chorava sem constrangimento.

Sunip desembaraçou-se do autocontrole e chorou como um adolescente.

Drágica soluçava, mãos no rosto.

- Também te peço perdão, Drágica, porque todos esses anos te ocultei o que fiz. – Sunip tirou os óculos e olhou para a esposa. –

Te peço perdão por ter jogado em você, o meu ressentimento contra as mulheres, como se eu fosse o ferido, e as mulheres, inclusive você, as traiçoeiras. Eu fui o ofensor, e não a vítima.

Sunip se ergueu e carinhosamente se aproximou às costas da esposa, abraçando-a. Ela recostou sua cabeça no ombro do marido, distensionando os músculos enrigecidos.

- Senhor Jesus, obrigado por este momento! – Oleg se levantou e estendeu as mãos sobre os três que choravam. – Obrigado por esse encontro sobrenatural, obrigado porque o Senhor tem sempre tudo sob controle, mesmo quando não entendemos nada. Obrigado porque o Senhor faz de tragédias, uma bênção. Obrigado por ter derramado hoje o teu perdão, restaurando vidas.

Katrin ria da piada que Sunip fazia sobre os muçulmanos, notadamente os turcos. Ria despreocupadamente. Oleg, alegre, olhava em volta, e não podia deixar de se admirar do olhar doce e apaixonado que Drágica dispensava ao seu marido.

Estavam sentados em torno da grande tela de computador desligada da sala de estar, a mesa logo atrás com as xícaras e os pratos vazios.

- Já são onze horas, Katty. – Oleg se levantou. – Chegamos às oito da noite. Estamos abusando do casal Sunip. Está tarde.

- Verdade. – Katrin também se levantou.

- Mas... Um momento. O favor que vocês disseram que iriam pedir. O que é? – Sunip segurou o pulso de Oleg.

- Verdade. – Katrin sentou-se novamente. – Armin, você se lembra de minha irmã, Erin. Lembra?

- Sim, claro. – Sunip desfez o rosto sorridente.

- Infelizmente ela faleceu em um dos ataques terroristas da Guerra da Água.

- Sim, eu acompanhei a sua carreira, fiquei profundamente chocado com sua morte.

- A última vez em que a vi foi justamente no show em que ela morreu. – Katrin baixou os olhos. – Eu e Oleg saímos de seu camarim minutos antes da explosão que a matou.

- Lembro-me que os operários responsáveis pela montagem do palco levaram os explosivos ao local. – Sunip nem sabia o que dizer em uma situação como aquela.

Silêncio chocado.

- É verdade. Semanas antes, Erin havia se submetido a uma extração e clonagem de óvulos. Seus óvulos foram levados para o Instituto Berlinense de Genética e Longevidade. Acontece que uns dois anos depois, o prédio do Instituto sofreu ataque de uma brigada jihadista. Você talvez se lembre disso.

- Sim, foi um ataque simultâneo a Berlim, Roma, Bruxelas, Londres e Paris no verão de 2042. Foi o que levou a OTAN a entrar oficialmente na Guerra da Água.

- Quando o Instituto sofreu ataque, quase todo material genético estocado foi destruído. Mas o de algumas pessoas foi preservado, porém, sem identificação. Os computadores da administração do Instituto também foram destruídos no ataque. – Katrin deu continuidade. – De nada adiantou Erin ter me dado a senha de acesso à sua futura posteridade. O governo Alemão resolveu preservar o pouco material genético que sobrou sem identificação, para ser resolvido um destino, assim que os esforços de guerra cessassem.

- Talvez você deva saber. Esse material acabou sumindo. Na bagunça da guerra, desapareceu. – Oleg deu continuidade a Katrin.

- Talvez você possa nos ajudar, pois trabalha com pesquisa genética. Talvez possamos encontrar os óvulos de Erin.

Sunip recostou-se em sua poltrona. Atitude pensativa, sentiu a letargia das férias desaparecer imediatamente. Estava plenamente motivado para retornar ao trabalho.

- Sim. Talvez eu possa ajudar. – Sunip disse.

Na segunda seguinte Armin saiu do elevador sorridente, tez bronzeada de sol brasileiro. Foi cumprimentado por vários colaboradores até entrar em sua sala. Logo chegaram Julia, Elisha e o indiano Dakhsha, Engenheiro chefe e substituto de Sunip durante as férias.

- Muito bem, senhores. – Sunip sorriu como não costumava fazer. – Volta de férias, estou com as baterias carregadas. Quais são as novas?

- Começamos por onde? – O hindu ergueu as sobrancelhas sobre seus grandes olhos negros.

- Sentem-se. – Sunip tirou o casaco de frio, pendurou-o em um cabide atrás da porta. – Comecemos com nossos espécimens.

- Bem, nossos espécimens bem-sucedidos estão, de maneira aproximada, com oito meses de fecundação. Dezesseis anos fisiológicos.

- Muito bom. Daí? – Sunip abriu sua pequena maleta a tiracolo, tirando o seu tablet, um prosaico caderno.

- Bem professor, parece que estamos vivendo a plena explosão hormonal dos espécimens.

- Indo direto ao ponto, Professor. – Julia tomou a palavra. – Paul 525 e as Petras rapidamente descobriram suas diferenças morfológicas, e os toques de curiosidade logo se tornaram bolinações, e as bolinações, em atos sexuais completos.

- Para evitar isso, eles dormiam em alojamentos separados. Vocês têm certeza de que eles agiram por impulso, sem interferência externa? – Sunip perguntou ao Engenheiro hindu.

- Professor, preciso desviar da discussão moral, e ir ao que é mais importante. – Julia tomou a palavra novamente. – Assim que voltou de sua escala de revezamento do recesso de fim de ano, Elisha descobriu que os espécimens estavam juntos no mesmo alojamento. As câmeras gravaram tudo, fizeram sexo por muitas horas. Precisamos de usar força física para separar Paul das três Petras. Queríamos nos certificar de que os nanorobôs esterilizadores funcionaram apropriadamente. Obviamente Paul não gostou de ser contrariado e ficou indócil. Para se aproximar das Petras, Paul acabou agredindo uma enfermeira, e...

- Ainda não sabemos ao certo, Professor, como Paul descobriu a senha de acesso ao elevador. – Elisha interrompeu a fala de Julia. – Talvez por observação.

- Sim, Paul descobriu a senha de acesso do elevador, e inconformado de ter sido separado das Petras, saiu correndo pelo andar térreo. – Julia continuou. – O guarda de segurança se apavorou e, sem saber o que fazer, disparou um Taser tranquilizador. A descarga elétrica do Taser provocou a queima de elementos do neurolink. Paul morreu com arritmia cardíaca e insuficiência respiratória.

Sunip expirou pesadamente.

- O rapaz da segurança lógica e física. Ele insistiu que não era necessária a biometria para alguém sair dos andares inferiores. Qual o nível de envolvimento desse rapaz no projeto? – Sunip tinha voz cavernosa.

- Nível um, professor, nível baixo. Ele é do time operacional. – Julia quase sussurrou.

- Alguém mais do Operacional presenciou a fuga de Paul?

- Só o segurança que disparou.

- Quero eles na geladeira. Sob controle de comunicação.

Silêncio dos três.

- Foi você quem garantiu que esse rapaz da segurança não falharia, não é, Julia?

Julia balançou a cabeça positivamente.

- Lembre-se disso. – Mudou de tom de voz. – Informaram a falha de segurança aos acionistas?

- Sim. – Disse o hindu.

- Então agora temos apenas três espécimens para exibição.

- Sim. – Julia confirmou. – Três Petras. Dos vinte que fecundamos em maio passado, sobraram apenas as três. Com a morte de Paul 525, nenhum macho.

- Precisamos mudar o protocolo de segurança. – Sunip sentou-se em sua poltrona. – Precisamos mesmo pensar em mudança das instalações. Nossos espécimens precisam de espaço, de um ambiente estimulante, e não um laboratório sem atrativos.

- Sim, o senhor tem razão. – Julia ponderou.

- Os nanorobôs esterilizadores funcionaram, afinal?

- Sim, com as fêmeas. – O Hindu respondeu. – Não sou biomédico, o organismo humano consegue suportar uma taxa relativamente reduzida de nanorobôs em circulação. Algo em torno de 500 por mm3 de sangue. Acima disso o sistema imune ataca nossos nanorobôs como síndrome de septicemia. É a nossa maior causa-mortis, a septicemia nanorrobótica ampliando a hipertermia. Essa concentração é muito pequena para a esterilização do sêmen masculino, que produz em média 50 milhões de espermatozóides em um ml. A relação de nanobots esterilizadores é eficiente para óvulos. Uma relação de cem nanobots para um óvulo. Não para espermatozoides.

- Ainda que as espécimes fêmeas ovulem uma vez a cada 55 horas, em média. – Julia adiantou-se. – Isso é um outro problema que teremos de resolver. Uma frequência muito alta de ciclos menstruais.

- O corpo de Paul? – Sunip perguntou.

- Descarte usual. – Elisha respondeu.

- Alguma outra notícia? Por favor tragam-me uma boa notícia.

- Os times de Marketing do Fundo Oceânico e da General Robotics querem discutir o lançamento do produto. Só precisamos definir a agenda do senhor. – O hindu respondeu.

- Ok, vou atualizar minha agenda no servidor. – Olhou para os três. – Algo mais?

- Não, professor.

- Obrigado. Ah...—Virou-se para Julia. – Julia, por favor, quero que colete uma amostra do DNA de uma das Petras.

- Sim, senhor.

- Obrigado.

Julia ia saindo por último, e antes de fechar a porta, voltou o rosto para Sunip.

- Que bom, Professor, parece que você voltou superanimado.

- Renovado, eu diria. – Sunip sorriu.

- Julia, chame o seu colega psicólogo para a reunião.

- Mas General, eu sempre despachei com o senhor de forma sigilosa.

- Sei disso, mas quero ouvi-lo também. – O General britânico tinha expressão fria, na tela.

- Sim. – Julia desfez a expressão contrariada. Conformada, tocou a tela no ícone de chamadas, selecionou o psicólogo indicado pela OTAN.

Uns segundos depois, o vídeo do psicólogo da OTAN se juntou ao vídeo de Julia e do General britânico.

- Obrigado por comparecer à reunião. – Disse o Oficial militar britânico. – Pois bem, estávamos fazendo uma avaliação do desempenho de Sunip, após as férias, e Dakhsha, como co-gestor. O que tem a me dizer sobre Sunip?

- Bem, General. – O psicólogo da OTAN coçou o cavanhaque. – Estou surpreso com o Professor Sunip. Muito bem-humorado, desestressado, determinado. As férias lhe fizeram muito bem.

- Nisso Julia está de acordo. – O General olhou para a argentina.

- Sim, foi o que disse. Conversei com a esposa dele, e ela também está muito melhor. Alegre, entusiasmada. Creio que de alguma forma trataram de seus problemas, o passado.

- Na opinião de vocês, Sunip coloca o projeto em risco? Ele continua tendo problemas éticos em relação aos espécimens?

- Quanto a isso não posso afirmar, General. – Julia redarguiu. Desde que ele voltou, sempre nos falamos sobre aspectos técnicos do projeto, como por exemplo, programarmos a inibição da ovulação das espécimes femininas. As Petras têm se estressado sobremaneira com fluxos menstruais a cada dois dias. Não percebi preocupações éticas da parte dele.

- Do meu lado, me parece que Sunip está muito mais centrado. Demonstração disso foi sua rápida decisão de colocar o supervisor de segurança física e lógica na geladeira. – disse o psicólogo da OTAN.

- Por causa da fuga do espécime macho.

- Sim.

- O especialista em segurança que você recomendou, Julia.

- Sim, General. – Ela baixou os olhos.

- O que dizem de Dakhsha? – O General perguntou.

- Acho que a falha de segurança não pode ser cem por cento atribuída a ele. – disse o Psicólogo da OTAN. – Dakhsha pagou por sua inexperiência e interinidade. Hesitou em tomar uma medida mais enérgica por presumir que tal decisão deveria ser tomada por Sunip.

- Julia acha que Dakhsha deveria ter agido.

A argentina ficou em silêncio.

- Não acho que a culpa é dele. – disse o Psicólogo da OTAN.

- Quero que os processos de segurança física e lógica sejam revisados por Sunip, ok?

- Sim, General. – Julia obedeceu, resignada.

Armin decidiu voltar ao quinto subsolo somente em meados de fevereiro de 2051. As Petras estavam fazendo atividades físicas, correndo na pista oval de atletismo.

Quando se deixou avistar, as três Petras correram ao seu encontro, satisfeitas e sorridentes. Uma enfermeira e dois robôs as acompanharam se aproximando do Professor.

- Sentimos falta sua, Nip! – elas disseram.

- Muito bom... – Armin sentou-se em alguns tatames empilhados no meio do oval da pista. – Vocês estão muito bem.

- Por que você não vir aqui? – Petra 525 sorriu segurando a mão do Professor.

- Estava de férias.

- Férias é dormir? – Petra 523 perguntou.

- Não. – Ele sorriu bondosamente. – Férias são pausas que fazemos, de ano em ano, para descansar do trabalho. Dormimos também, mas fazemos outras coisas.

- Nós também ter férias? – Petra 527 perguntou, olhos muito vivazes.

- Na verdade, vocês já têm férias todo o tempo. Vocês recebem comida, água, sem precisar trabalhar por isso.

- Sim, professor inteligente. Nós não pagar dinheiro. – Petra 527 sorriu.

Sunip ainda não conseguia disfarçar o constrangimento. Cada vez mais semelhantes a Erin Schröder.

Os mesmos cabelos loiros, os mesmos olhos azuis, o mesmo queixo quadrado, o mesmo nariz arrebitado, a mesma pele rosa avermelhada, quando fazia atividades físicas. O mesmo corpo.

Apesar de terem índoles ligeiramente distintas. Petra 527, a mesma que arrancou a interface do neurolink de 519, e a matou, era a mais impulsiva. Petra 525 era desinibida, mas delicada, meiga. Petra 523 era evidentemente mais retraída, às vezes amedrontada.

Sunip sabia que precisava superar e completar o perdão sobre si mesmo. No passado cobiçou e fantasiou encontros sexuais com Erin. Desejou descobrir até onde iam as tatuagens na coxa e quadris. Quis explorar os detalhes de seu curvilíneo corpo, e tudo isso, pouco tempo depois de ter induzido a irmã dela a abortar.

"Sou mesmo um vagabundo". Sunip pensou, olhando para as Petras, que vestiam shorts e camisetas de ginástica. Não estavam vestidas com intuito de sedução. Mas os uniformes de ginástica eram suficientemente largos para incidentalmente revelar as proverbiais formas de Erin Schröder.

As Petras tinham agora quase dezoito anos fisiológicos. A mesma idade de Katrin, quando abortou. Cognitivamente ainda eram crianças. Tinham menos de 300 dias de fecundação.

Matraqueavam as suas descobertas pueris. Sequer demonstravam lembrar-se de Paul, o último espécime macho. Petra 527 tomou a mão de Sunip e disse "Sente coração Petra pular forte!", puxando-o para a direção do próprio peito suado.

Sunip não deixou sua mão pousar no peito da menina. Ele a abraçou. Beijou a sua testa. Puxou as outras duas para junto da 527 e abraçou-as, beijando-as na testa.

Afastou-se gentilmente, dizendo que voltaria logo.

Na noite de uma quarta-feira fria de fevereiro, combinaram de se encontrar, os quatro no *Herthaner Fankneipe*.

Sunip escolheu o Herthaner Fankneipe por ser bar de encontro de fãs do Hertha Berlin, time de futebol da cidade. Naquela noite havia grande expectativa no ar, muito entusiasmo. O Hertha Berlin faria um jogo decisivo contra o Bayern de Munique.

O bar tinha o formato de um "U". Sunip fez a reserva de uma mesa para quatro em uma das pontas, num canto mais reservado. Quando chegou, tentou identificar as câmeras de segurança. Viu duas. Estavam ocultos de uma delas. Convenceu uma garçonete a lhe permitir arrastar a mesa para um ponto cego, atrás de umas plantas decorativas.

Katrin e Oleg chegaram pouco tempo depois. Saudaram-se, sorriram. Um garçom robô recolheu os pedidos, saiu de perto, e assim puderam se falar.

- Sei da sua ansiedade, Katrin. – Sunip falava alto para suplantar a algazarra de homens e mulheres vestidos de azul e branco. – Mas preciso que você abaixe as expectativas. – Sunip tirou seus inseparáveis tablet, caderno de anotações e uma lapiseira. Tirou também uma pequena caixa de papelão de sua bolsa à tiracolo. – Creio sim, ter encontrado o material genético de sua irmã. Preciso alertá-la de que o teste simplesmente aponta o percentual de similaridade. Genes entre irmãos podem variar mais do que imaginamos, entre 37 e 62% dos genes. Gêmeos fraternos podem ter entre 50 e 60% dos genes em comum.

- Entendo.

- Por favor, raspe o lado de dentro da sua bochecha com essa colher. – Sunip retirou uma colher plástica de dentro da caixa de papelão, onde havia um aparelho com uma pequena tela.

Katrin entregou a amostra. Sunip colocou a saliva com a amostra em um pequeno tubo, e o tubo, junto de outro, no aparelho. Foi necessário menos de dois minutos, e a tela apresentou o resultado.

"Genes em comum: 54,2% - probabilidade de ancestrais diretos em comum [pai e mãe]: 74,2%". Um arquivo com o mapeamento do genoma das duas amostras, de Katrin, e de uma das Petras, foi enviado para o Computador de pulso de Sunip.

- Não posso encaminhar o laudo para vocês. Meu computador de pulso, na verdade, todo os meus dispositivos eletrônicos, são rastreados por meus superiores.

Katrin olhou decepcionada para o pano da mesa. Não teria a prova que precisava.

- Mas posso deixar esse aparelho com vocês. Ele é comercial e pode ser configurado para enviar o resultado para vocês.

- Que bom!

- Como temos sido sempre tão abertos uns com os outros, queria saber o porquê do interesse de vocês em rastrear o material genético.

- Quero usar o patrimônio deixado por Erin para missões e evangelismo. – Katrin respondeu. – Ela não se tornou bilionária. Mesmo porque desperdiçou muito dinheiro com suas farras. Mas acumulou alguns milhões de GloCUs[25]. Estamos disputando judicialmente esse dinheiro há uns seis anos. Erin deixou três namorados e quatro namoradas gananciosos que querem o patrimônio. Cada um acha que se tornou mais íntimo de Erin e

[25] Global Currency Unit – Moeda global criada com a Comunidade Global, após a Guerra da Água.

especial que o outro. – Katrin fez uma pausa. -- Se ela deixou material genético, poderíamos alegar seu plano de uma futura descendência e gerenciar o recurso.

Algumas semanas depois, Armin saiu do banho e caminhou para o quarto. Drágica não estava lá. Vestiu o pijama, passou pelo quarto dos meninos. Eles dormiam pesadamente. A sala-copa estava iluminada.

- Não vem dormir? – Sunip sorriu.

- Já vou. – Ela sorriu fechando um livro de papel e o protegendo com as mãos sobre o colo. – Estou terminando.

- Podemos aproveitar que os meninos estão dormindo. Meu primeiro compromisso amanhã é às dez da manhã. Reunião com o Marketing do ZBK.

Drágica sorriu entendendo que o marido queria sexo.

- O que está lendo? – Sunip procurou ver o que ela lia.

Drágica levou um ou dois segundos para responder. Seu lábio tremulou e evitou de olhar os olhos do marido. Tirou a mão de cima do livro de papel e mostrou a Sunip.

- Ora, isso é uma bíblia cristã. – Ele ergueu as sobrancelhas.

- Presente de Katrin Schröder. – Ela sussurrou.

Sunip abriu a Bíblia na página em que Drágica tinha deixado uma caneta marcadora de texto.

"Não sabeis vós que sois o templo de Deus e que o Espírito de Deus habita em vós?"[26] – Estava marcado em amarelo.

- A bíblia tem enchido meu coração de alegria, Armin. – Drágica expirou num arroubo de coragem. – Fui educada crendo que somos servos tentando agradar um deus exigente. A bíblia tem me falado, e muito, de como somos seres piores que isso, somos pecadores, rebeldes. Mas traz uma novidade: nós recebemos de graça a possibilidade de vida eterna por causa do amor que Deus

[26] 1 Co 3:16

nos dispensou, e não por nossos méritos de justiça. Nos que confiam nessa palavra, Ele coloca também o Espírito dEle.

- Se um Iman te visse falando assim, te queimaria viva.

- Graças a Deus você não é Iman. – Ela se levantou e o abraçou. Beijaram-se nos lábios.

- Sim, não sou. – Ele sorriu notando que ela havia usado a palavra "Gott" para Deus, e não "Allah".

A reunião com o time de marketing só ocorreu no começo de março de 2051, quando as Petras completaram 307 dias de fecundação, ou 18 anos fisiológicos.

A data foi adiada inúmeras vezes por desencontros de agenda, e pela inflexível exigência de Sunip: se os "marketeiros" quisessem ver as Petras pessoalmente, teriam que ir ao ZBK. Ele não autorizaria o contato delas com o mundo externo e depois as forçaria a voltar à reclusão do centro de pesquisa. Até a própria Julia Dahlmann concordou com o zelo de Sunip.

A reunião começou abordando a idade mental das espécimes.

- O cérebro das Petras é rigorosamente igual ao nosso. O implante de neurolinks por meio de nanotubos, quando ainda eram embriões, tinha o objetivo de controlar a atividade do hipocampo, ajustar a regulação hormonal, para assegurar a coordenação entre os nanobots centríolo-ribossômicos, e hormônios, por exemplo, o GH (hormônio do crescimento). – Julia explicava. – Secundariamente, uma vez retirados das cápsulas amnióticas, usamos os mesmos neurolinks para sucessivos uploads cognitivos capazes de apressar o aprendizado. – Julia mostrava desenhos explicativos feitos por computador projetados por holografia no centro da mesa oval. – O cérebro humano, e isso se aplica aos espécimens, precisa de tempo para aprender a fazer correlações de causalidade. Exemplificando: Por que um espécime vê o céu azul em vídeos e não vê, dentro do ZBK? As Petras ainda não criaram um modelo mental que lhes diga que estão presas involuntariamente nas nossas instalações. Expô-las ao mundo exterior e levá-las de volta às nossas facilidades tornaria o encerramento tangível, podendo causar reações imprevisíveis.

- Isso me leva ao ponto mais elementar. – Um rapaz transsexual, maquiado, barba malfeita e cabelos lisos em corte Coco Chanel tomou a palavra. Era o responsável pelo marketing da General Robotics. – Desculpem a minha ignorância. Nosso produto é o quê? Uma coisa ou uma pessoa?

- De fato essa é a questão mais importante. – Sunip se acomodou em sua poltrona. – Não vou sequer tangenciar questões subjetivas ou de natureza religiosa. Objetivamente falando, considerando a morfologia e a função dos componentes do corpo dos nossos espécimens, elas são, sim, pessoas. Têm um percentual de células humanas maior do que o senhor, Tenente Davis. – Sunip olhou para o Tenente Norte-americano que acompanhava o General Britânico da OTAN. O Tenente, ex-combatente da Guerra da Água, tinha um braço e próteses biônicos implantados por causa dos ferimentos em combate.

A expressão do Tenente não mudou. Mas Sunip sentiu que ele não gostou do comentário.

- Esse é o ponto de partida. – O transsexual de cabelo Coco Chanel tomou a palavra. – O mercado não está pronto para comprar pessoas. Nosso produto precisa ser uma coisa, e não uma pessoa modificada.

- Já estamos preparando o Modelo 4. – Elisha se antecipou ao Professor Sunip. – Creio que encontramos a taxa correta para a geração de um espécime, e estamos trabalhando para inibir os sistemas límbicos e reptileanos dos espécimens, substituindo-os por processadores neurais. O que esperamos disso são espécimes com corpos biológicos, mas, programáveis e responsivos como um robô com IA.

- Traduz para mim, o que isso vai ajudar na "coisificação" do produto? – O rapaz de cabelo Coco Chanel voltou à carga. – Eles vão ter pele metálica, vão ter câmeras no lugar dos olhos?

- Serão fisicamente humanos, mas não terão consciência. Serão autômatos.

- Ainda não entendi.

- Quando você constrói um robô... – Sunip retomou a palavra. -- ...Na sua maioria eles não têm sensores táteis na maior parte de seu corpo. Essa ausência de inputs distribuídos pelo corpo não lhe dá a noção de um corpo, de uma unidade orgânica. Mesmo que ele possua inteligência artificial com processadores neurais de inferência, e causalidade, a vida útil do robô é curta para que ele compreenda a si mesmo como uma unidade orgânica. Exemplificando: Se o robô está carregando um objeto pesado e esse objeto cai em seu pé, destruindo-o, o robô não sentirá dor. Lembrem-se, ele não tem sensores para esse tipo de input. Sem dor, ele não tem vínculo particular com o pé destruído. O pé quebrado será um estorvo a ser substituído, para lhe permitir a conclusão de sua tarefa. A troca não gera impacto sobre sua conduta. Ou seja, o robô não identifica seu pé como parte integrante do seu "eu". É apenas uma peça substituível. A sua identidade se restringe aos processos neuronais que executa. – Fez uma pausa. – Nossos espécimes são diferentes. Eles são fecundados e no estágio embrionário já possuem corpúsculos neuronais sensíveis por todo o corpo. Ele já sai da cápsula amniótica com a identificação subjetiva do seu organismo. O pé que dói lhe dá reações de autodefesa. Os espécimens ao sair da cápsula amniótica, já têm instinto de sobrevivência. Um robô, uma coisa, não tem isso. Essa é a base da chamada consciência.

- Instinto de sobrevivência. – O transsexual ficou pensativo.

- O que Elisha Lopez está dizendo é que, ao inibir os centros do sistema reptiliano e límbico, substituindo-os por processadores neuronais, tornamos possível a desprogramação de reações de autopreservação. Em contrapartida, o espécime se torna mais frágil. Todo o controle orgânico, desde o ritmo cardíaco, até ao controle da injeção de hormônios no sangue, tudo isso, precisará ser artificialmente controlado pelo processador. – Sunip prosseguiu.

- Que pode ser desligado. – Um assessor de Marketing do Fundo Oceânico sorriu como se tivesse uma epifania. – Teremos então um elemento essencial de um produto, de uma "coisa". Poderá ser desligado.

- Sim. No limite, sim. – Sunip disse com voz cavernosa.

- Esse modelo 4, quando estará pronto?

- Os processadores neuronais estão sendo ajustados nas fábricas dos nossos fornecedores. Os inibidores neuronais, que são nano tubos isolantes para interrupção de sinapses, também estão em testes. O restante da tecnologia, sobretudo os nanobots centríolo-ribossômicos controladores do crescimento, isso já está em escala industral. Estimo que em seis meses teremos os primeiras espécimes, ainda experimentais, os Quirins e Quäjlas. O processo de fecundação ocorreria em outubro de 2051. Eles terão um processo de fecundação e crescimento nas cápsulas por cinco meses. Com um ano, terão cerca de sete anos fisiológicos. Se tivermos sucesso, minha sugestão é lançá-los comercialmente em dezembro de 2054, quando estarão com 21 anos fisiológicos, em plena funcionalidade.

- Não é possível lançar em 2053? Com quatorze anos, eles poderão ser usados como acompanhantes para reduzir o mal do século, a solidão. Os que forem lançados com 21 anos poderão ser usados para sexo, concorrendo com os robôs sexuais.

- Antecipar o lançamento vai limitar o treinamento dos espécimes. – Dakhshar, o hindu, retomou a palavra. – Treinamentos elementares podem ser comprometidos se não tivermos tempo. Por exemplo, a 13ª geração, dos Max e Monikas: eles perderam os dentes de leite antes de desenvolverem a habilidade da mastigação, e, portanto, da consolidação óssea da face. Algo tão trivial como a falta de mastigação gerou deformidade na face. Vocês não iriam querer vender espécimes deformados.

- Quanto às habilidades mais elaboradas, como habilidades de combate? – O General britânico rompeu seu silêncio.

- Elas precisam ser treinadas. Não acredito que tenhamos exemplares prontos antes de 2055. Por exemplo, precisarão processar a leitura de dados de RFIDs humanos. Portanto, teremos que implantar os leitores RFID. Como os usados em robôs militares.

- Para evitar mortandade indiscriminada. – O General disse.

- Sim, não queremos uma nova batalha de Faisalabad[27]. – O Tenente Davis arrematou.

- Há ainda outras questões que precisam ser resolvidas antes de uso comercial. Por exemplo, a reprodutiva. – Julia Dahlmann se pronunciou. – Está consensuado que eles deverão ser estéreis. Temos resultados muito bons na esterilização dos espécimes femininos. O ciclo menstrual acelerado é um inconveniente comercial. Precisamos refinar a supressão do ciclo nas fêmeas. Para os espécimes masculinos, serão vasectomizados de fábrica.

- Sim, esterilidade é essencial para o mercado. – Disse um dos outros assessores de marketing.

- A esterilidade é até uma questão simples. O pouco tempo de carga cognitiva, e de identidade, leva, no Modelo 3, a espécimes com libido acentuado. No Modelo 4, com a supressão límbico-reptiliana, os espécimes serão frios e impassíveis quanto ao sexo. – Julia concluiu seu pensamento.

- Mas o mercado não vai querer isso. O mercado está aguardando por um robô com desejo sexual acentuado e autêntico. Não tem outro jeito?

[27] A batalha de Faisalabad ocorreu em 2047, quando mil e quinhentos blindados e trinta mil robôs indianos conseguiram romper as defesas da cidade de Faisalabad. A quase totalidade da população remanescente da cidade não teve tempo de fugir ou de implantar RFIDs validados pela Comunidade Global (naquela oportunidade ainda tinha o nome de ONU). Os robôs com funções autônomas de inteligência artificial bélica dizimaram em dois dias cerca de 240 mil pessoas, entre homens, mulheres, crianças e idosos.

- Talvez no Modelo 4 possamos programar reações sexuais simuladas. Mas só os testes vão nos permitir refinar o ajuste. Isso também toma tempo.

- Não tem como ter certeza? Afinal, junta um tubo de ensaio aqui com outro lá, e pumba! Aparece um bonitão. – O assessor de cabelo Coco Chanel perguntou.

- Nossos modelos buscam minimizar a aleatoriedade. Mas não controlamos células individuais. Existe a probabilidade de erro. Por melhor que sejam os nossos modelos e a tecnologia de execução dos modelos, no fundo estamos fazendo desenvolvimentos probabilísticos, baseados na tentativa-e-erro. – Elisha Lopez ponderou. – Os espécimes são seres viventes. Vida é um processo probabilístico.

- O mercado não admite risco. – Um outro assessor de Marketing.

- Não há como eliminar o risco. – Sunip resumiu. – Antecipar a entrega do Modelo 4 aumenta os riscos. Por mim, eu daria conhecimento ao mundo somente na 18ª geração, a geração dos Ralf e Reginas.

- Podemos avaliar isso depois. Vocês me convenceram a ser flexível quanto a datas. Vamos trabalhar com a data de lançamento de dezembro de 2053. Vamos reavaliando até lá. – O assessor de cabelo Coco Chanel mudou de assunto. – Queria passar para outro tema. Mostrar uma proposta de campanha para vocês. – Teclou em seu computador de pulso. – Fizemos uma primeira pesquisa de Marketing que nos levou a criar a marca "TwinPeople"[28] – No centro da mesa ele exibiu o holograma da logomarca. Mostrou também uma primeira amostra de vídeo de publicidade. – Teríamos modelos TwinSis, de sexo feminino, TwinBros, para os do sexo masculino. O mercado também pede um modelo TwinTran, bissexual.

- Sem problemas. No Modelo 4 isso será programável, porque todo padrão instintivo será removido. Não existe

[28] Gente gêmea

vinculação entre transexualidade e carga genética. Isso é integralmente treinado, por upload cognitivo.

- Sim, sabemos que é uma construção cultural. – O assessor de Marketing de cabelo Coco Chanel concordou.

- Ao invés de TwinPeople, havia pensado no nome *Ersatzmensch*.[29] – Sunip sugeriu.

- Ótimo. Teríamos Ersatzmanns e Ersatzfraus. Ersatzmädchens e por aí vai. Perfeito para o mercado alemão. Mas o mundo é bem maior que a Alemanha. – Um assessor do Fundo Oceânico sorriu com ironia. – Imagine um latino tentar soletrar esse nome comprido com fonemas "tz", ou "sch". Até os chineses se curvaram ao apelo da língua inglesa. – O assessor de marketing usou um falar quase grosseiro.

- Concordo que TwinBro e TwinSis são palavras mais amigáveis. – Elisha Lopez fez um gesto positivo de cabeça.

- Precisaremos criar uma campanha geradora de expectativas. Lançar a marca e a ideia não significa lançar o produto. Queremos fixar na cabeça do mercado que o produto é nosso. Que saímos na frente, e não os chineses. Eles já devem estar quase prontos, também. – O assessor de cabelo Coco Chanel retomou a palavra. – Podemos dar uma olhada nos nossos espécimes? Queria fazer fotos e vídeos reais.

Sunip fez um gesto afirmativo. Julia disse algo em seu computador de pulso. Os presentes foram para uma mesa de café. Um tempo depois a porta do fundo se abriu e as três Petras apareceram, cada uma com um vestido de uma cor.

A primeira reação das Petras foi de surpresa assustada. O desconforto com tanta gente era evidente.

- Que lindas! – Alguém comentou.

- É possível ter mais diversidade, Professor? Por exemplo, TwinBros negros, TwinSis orientais, assim por diante.

- Sugiro que vocês nos deem material genético multirracial, mas sem doenças hereditárias ou congênitas. De doadores com

[29] Ersatzmensch – Gente substituta.

saúde irretocável, e que renunciem a direitos de patente. – Sunip respondeu.

- Quem sabe não poderíamos fazer um modelo Taylor Swift? Ela mesma adoraria ter um produto com sua carinha, da época de menina. Ela poderia doar o material genético. – Uma assessora de Marketing disse dando a volta em torno de Petra 523, tocando-lhe o cabelo e sentindo o toque de sua mão contra a dela.

- Melhor ainda: Imagine trazermos ao mercado ícones do passado. Marilyn Monroe. Madonna. Elvis Presley. Nelson Mandela. – Disse outra assessora.

- Precisaríamos ter material genético dessas pessoas. Todos estão mortos. Teríamos que buscar descendentes diretos ou indiretos. – Sunip esclareceu. – Mas isso não assegura que seriam idênticos aos seus ancestrais.

- Por falar nisso, essas Petras não são a cara de Erin? – Disse uma assessora de Marketing.

- Erin? Que Erin? – O assessor de cabelos Coco Chanel deu de ombros.

- Erin, a cantora alemã sex Symbol que morreu no começo da Guerra da Água, no atentado do Olympiastadion. Olhem se não é igual! – A assessora pegou os cabelos de Petra 523 e os ergueu fazendo um penteado que Erin costumava usar em suas apresentações.

Petra 523 se afastou, expressão quase agressiva. Olhar amedrontado. Andou rapidamente e se aproximou de Sunip, lhe dando a mão. A expressão "sois o templo de Deus" veio à mente de Sunip.

- Ela gosta de você. – O assessor de cabelo Coco Chanel se aproximou e acariciou o rosto de Petra 523, que se aproximou ainda mais do tronco de Armin Sunip.

- Sim, elas são afetuosas.

- É um mundo admiravelmente novo. – O assessor de cabelos Coco Chanel nem fazia ideia de que Aldous Huxley havia escrito um livro de ficção. – Já pensou nos muitos negócios que vamos gerar? A seleção de genes será um negócio. A criação de TwinPeople poderá ter usos os mais diversos: prazer sexual... – Ele deslizou o dedo sobre o ombro de Petra. -- ...Trabalhos que os robôs não conseguiram substituir seres humanos, que requerem calor humano, ou ainda aqueles que a Inteligência Artificial ainda não conseguiu nos imitar, sobretudo nossos instintos, nossas decisões, acertadas ou não. Mandar um espécime para o espaço não vai gerar tanta neura com segurança de voo. Indústria de alimentação, vestuário, a indústria de descarte dos TwinPeople que não funcionam mais. Novas indústrias.

Sunip fez um gesto afirmativo com a cabeça, colocando Petra de frente para ele, de maneira a evitar interação com o assessor de cabelo Coco Chanel.

O assessor se afastou.

Petra ficou olhando para os lados, para Sunip, olhos atentos a cada palavra, a cada pessoa na sala.

- Nip... O que é “descarte”?

Céu, lindo céu

O General Britânico aguardou Sunip. Este se despediu dos demais membros da comitiva de Marketing.

- Vamos dar uma volta. Pode ser? – O General estava acompanhado do Tenente Davis. Fez um gesto com a mão, chamando o psicólogo da OTAN. Este se aproximou dos três.

Saíram das grades altas e vigiadas do ZBK. Os três caminhavam pela estrada lateral, cercada de árvores nos dois lados da pista, nuas por causa do inverno. Uns dez metros atrás deles, um soldado e dois robôs fortemente armados.

- Professor, vi as conversas com os homens de Marketing e é claro, ficamos todos muito animados com os potenciais de negócios.

- Sim, como disse um deles, um mundo admiravelmente novo.

- Estou autorizado a te fazer uma proposta. Recebemos um aporte adicional de recursos. Queremos priorizar a produção de espécimens do Modelo 4 para uso em robôs de combate. Não podemos esperar até 2054.

- Posso saber se essa oferta é da OTAN ou da Comunidade Global?

- OTAN.

- Compreendo. Mas isso volta à questão que tratamos: o risco de acelerar o processo cognitivo. O senhor viu que nossos espécimens são crianças, intelectual e emocionalmente.

- O modelo 4 utiliza o Neuralink para controle e coordenação nanorrobótico e hormonal, utiliza nanotubos para inibição dos sistemas reptilianos e límbicos. Correto? Queremos adicionar a eles um processador de combate desenvolvido no Oregon, América. Um outro projeto da OTAN que começou com a reabilitação de combatentes feridos na cabeça. Este processador está bem avançado, Professor.

- Ou seja, dispensaria upload cognitivo.

- Sim, já viria carregado com nossos procedimentos.

- Vou ter que avaliar isso tecnicamente. – Sunip olhou o piso de asfalto enquanto caminhava. – Pode dar certo, e precisamos testar. Talvez possamos antecipar prazos. Mas... O que está pensando para o ZBK?

- Ainda somos majoritários no investimento, certo? Continuaremos juntos. Faremos um aporte adicional para manter os percentuais. Vamos tirar a condição do ZBK de um centro de pesquisa e torná-lo uma indústria. Logicamente teremos questões legais, fiscais, algumas obras, ampliações. O pessoal de projeto já está cuidando disso.

- Está me convidando a mudar-me para o Oregon?

- Quero que assuma as duas coisas. A adequação do ZBK e a nova fase do projeto no Oregon. Talvez não precise se mudar. Sei que você é um desses 3% de alemães casados e fiéis a suas esposas. Vai falar com ela, acertar os ponteiros. Por favor, não entenda isso como zombaria. Um dia fui casado.

Sunip olhou para os próprios pés pisando no asfalto molhado da estrada. Ouvia a quietude da região. O ruído distante, como o de ondas do mar se quebrando à distância. Era o ruído de uma Autobahn alemã, e a linha de um trem supercondutor que corria ao lado. Os passos do soldado e os robôs atrás deles.

- Questão financeira?

- Obviamente eu estou preparado para discutir isso também. Além dos 5% que você já detém do ZBK, vamos te oferecer mais 1,5%. A facilidade do Oregon, você já começa com 1,5%, na largada. Ganhará 0,5% do total investido se cumprir algumas metas, uma delas, a antecipação de prazos.

- Estamos falando de 1,5% de qual investimento?

- Oitocentos e trinta milhões de GloCUs.

- Doze milhões e meio de GloCUs na largada. – Sunip soltou um assobio.

- Aproximadamente.

- Como ficam os casos de insucesso? Quando esse pessoal do Marketing colocar a cabeça para fora da água, vão surgir os eco-chatos, os defensores de direitos humanos, os religiosos.

- Deixa que cuidamos disso. Você será o administrador de tudo, mas seu nome só aparece nos *Papers* de jornais especializados. Quando tivermos os primeiros Modelos 4 funcionais, você poderá publicar em um *Preceedings* especializados, ou na Nature, onde queira. Os insucessos nós descartamos, como sempre. Deixa o serviço sujo conosco. Ademais, essa turma chata perdeu na Guerra da Água. Os fundamentalistas do Paquistão foram dizimados, os aiatolás, derrubados. Para evitar que alguma mancha caia sobre o seu nome, poderemos passar o descarte para o controle de logística da OTAN. Nosso amigo aqui. – Bateu no ombro do psicólogo da OTAN, que os acompanhava.

O psicólogo da OTAN sorriu, percebendo que acabava de ser promovido.

- Quando pensa em tornar tudo isso efetivo?

- Você quem vai me dizer, Sunip. – O General olhou para o computador de pulso. Alguém estava ligando para ele. Quem quer que fosse, era menos importante que Sunip. O General desligou a chamada. – Preciso resolver isso até meados de abril. Você tem quase trinta dias.

O General se virou de costas e fez um sinal para o soldado que os acompanhava. O soldado entendeu a mensagem. Falou ao seu computador de pulso. Segundos depois, lá longe, do portão de saída do ZBK, se aproximava um comboio de dois carros e três jipes militares.

- O que me diz? – O General sorriu, o que era uma raridade.

- Tentador.

- Fale com a esposa. Quem sabe ela vai querer se mudar para o Oregon? Lá temos muito menos dessas tais inversões radioativas.

- Talvez.

- Bem, Sunip, aguardo o seu contato.

- Se eu quiser recusar?

- Você recebe os 5% do ZBK, volta para a Universidade de Stuttgart, para a pesquisa nanorrobótica. Sem qualquer direito sobre as patentes e os desenvolvimentos dos Espécimens, que são nossos. Evidentemente.

- Evidentemente.

- Até 15 de abril. – O General se curvou levemente para entrar no carro híbrido preto que se aproximou silenciosamente. – Olhou para o psicólogo da OTAN. – Você vem comigo.

- Sim senhor. – O psicólogo entrou do outro lado do carro, atrás do Tenente Davis, que ficou ao lado do motorista.

O comboio se afastou.

Os veículos fizeram uma curva no meio da mata desfolhada de inverno. Silêncio. Um corvo gralhando. Sunip deu meia volta. Colocou as mãos geladas dentro do bolso do casaco.

O General tirou as luvas e colocou-as nos bolsos do sobretudo militar.

- O que achou da reação do Professor?

- Excelente, General. – O psicólogo da OTAN respondeu tirando o seu casaco dentro do carro preto climatizado. – Como havia imaginado, Sunip foi muito centrado e objetivo.

- As tais férias funcionaram mesmo. A própria Julia Dahlmann está surpresa. Falando nisso, me convenci de que você estava certo. Creio que se fizéssemos essa oferta a Julia, teríamos problemas.

- Além dela não ter o conhecimento em nanorrobótica, o que o Professor tem, ela iria fazer contrapropostas atrevidas. Correríamos o risco de ela colocar o sigilo em risco para arrancar mais dinheiro. – O psicólogo da OTAN vaticinou. - O controle da logística. Quando o senhor quer que eu assuma?

- Deixa isso com o Professor. Até ele tomar a decisão, não mexemos em nada do atual ZBK.

Fez-se algum silêncio.

- General, me permite uma pergunta?

- Sim.

- O senhor me promoveu? – uma boca apreensiva em meio ao cavanhaque.

O General tocou a tela de seu computador de pulso. Tocou ali, acolá. O computador de pulso do psicólogo vibrou discretamente.

O psicólogo abriu a mensagem que acabava de chegar.

Título: “Promoção por mérito”.

O psicólogo não conseguiu esconder o sorriso.

O dia 07 de abril de 2051, uma sexta-feira, marcou a chegada de mais uma inversão radioativa. Novamente os europeus seriam convidados a permanecer em suas casas e não tomar chuva. Os drones leves e helicópteros robô iriam espargir água limpa na vegetação e plantações que eventualmente ficassem sob a chuva radioativa contaminada pela Índia e Paquistão. Dois anos depois das explosões nucleares, felizmente a contagem radioativa vinha caindo. Regiões do chifre da África tiveram de ser abandonadas por causa da radiação procedente do planalto do Decã.

O Professor Armin Sunip havia autorizado todo o time do ZBK a trabalhar remotamente em suas casas. No ZBK ficariam apenas uns poucos plantonistas da equipe Operacional e os robôs.

Já estava em casa quando percebeu que esqueceu seu tablet sobre sua mesa, no ZBK. O problema do esquecimento não era o risco de roubo ou perda. O aparelho em si não tinha muito valor e o ZBK era local mais que seguro. O problema era sua senha frágil permitindo o acesso a conteúdo pessoal.

Custou a convencer Drágica de que precisava voltar ao ZBK. Para retornar rápido, Iria com seu carro. Sua esposa iria esperá-lo para um jantar especial, que ela mesma havia preparado. Iriam comemorar a decisão de se estabelecer no Oregon, EUA.

Contente, Sunip entrou em seu Mitsubishi Elektra e rumou para Grünheide. As ruas já estavam esvaziadas, as estradas também. Foi um trajeto tranquilo, mesmo relaxante.

Enquanto o computador de navegação do carro guiava o veículo por estradas, avenidas, ruas muito conhecidas, Sunip não perdia tempo. Ouvia um dos relatórios sobre o progresso cognitivo das Petras. A voz era de Julia Dahlmann.

"É preciso recordar como calculamos o coeficiente de maturidade cognitivo de um espécime. Há décadas, existem questionários de habilidades variadas, que vão da rapidez para encontrar solução correta para testes lógicos, passando pela correção e rapidez de correlação entre vocábulos e seus sinônimos, até testes elaborados de conceituação. Estes testes vêm sendo repetidos por gerações de indivíduos em mais de cento e vinte países, nos últimos quarenta anos. Os testes mostram quais são as médias dos resultados, e os desvios-padrão. A essas médias com seus desvios, tem-se o desenvolvimento cognitivo normalizado. Esse desenvolvimento pode ser segmentado por faixas etárias, classes sociais, e nacionalidade dos indivíduos.

Os últimos testes aplicados sobre as três Petras confirmam que o desenvolvimento cognitivo não é ditado por material genético apenas. As Petras têm a mesma carga genética e praticamente a mesma idade fisiológica de dezenove anos. Ainda assim possuem diferenças cognitivas e comportamentais relevantes.

Petra 527, por exemplo, foi o espécime remanescente com a menor média cognitiva das três. Ela tem a capacidade cognitiva de uma púbere de 13,05 +/- 0,05 anos. Ela é a espécime de maior agressividade entre as três. Por outro lado, é a que tem maior libido, tendo causado situações que poderiam ser até consideradas assédio sexual pelos mais puristas.

Petra 523 tem uma média cognitiva de 13,25 +/- 0,05 anos. Introvertida, insegura, porém dócil, tem a tendência de buscar a presença protetora de alguns humanos. No comparativo ao quadro de Hiroshi de propensão à depressão, ela chega ao nível 0,8. Considerado um borderline pré-depressivo.

Petra 525 é a que apresentou o maior crescimento de capacidade cognitiva. Em um mês, ela saiu dos 12,15 e chegou atualmente aos 15,75 +/- 0,05. O caso de sucesso da Petra 525 precisa ser mais bem avaliado. No ZBK, nunca se registrou um espécime com capacidade cognitiva de 83% em relação ao crescimento fisiológico. Esse é o caso de 525."

Sunip apertou a tecla "stop" da tela do painel do carro.

- Boa noite! – O professor abriu a janela de seu carro ao ficar ao lado do painel de identificação biométrica. Cumprimentou o guarda de plantão, que estava na guarita, logo acima. Os robôs, em sua habitual posição de alerta, apontavam seus rifles automáticos para quem chegava.

- Boa noite, Professor.

- Tudo bem por aqui?

- Tudo!

- Eu me esqueci de algo na minha sala.

- À vontade, Professor. – O guarda apontou o caminho da garagem. Ao seu comando, abriu o portão da garagem do prédio principal.

O carro desceu as rampas de dois andares, onde ficavam os veículos autorizados.

Sunip saiu da garagem e passou pelos longos corredores parcialmente iluminados. A totalidade das salas estava às escuras. Entrou na ala dos pesquisadores, o que requereu novamente o reconhecimento biométrico. Passou pela pesada porta hermética, caminhou assobiando, girando a chave que abriria a porta de sua sala.

Entrou na sala, vendo aliviado o seu tablet sobre a mesa.

Surpreendeu-se com a tela de seu computador ligada.

Tinha certeza de que a havia apagado. Hábito de economia de energia. Coisas de sobrevivente da Guerra da Água.

Já que estava em sua sala, disciplinado que era, não resistiu a fazer uma rápida inspeção sobre o ZBK. Abriu o sistema de monitoramento das instalações. As primeiras 256 telas de 256 câmeras apareceram simultaneamente. O sistema destacava com cores brilhantes, e nitidez, as câmeras que registravam algum movimento. 255 telas estavam amortecidas e sem cor, e só uma, a que correspondia à sala de Sunip, estava com cores vivas. Lá estava ele mesmo, mexendo em seu computador, sendo gravado pelo sistema de segurança.

Passou para a próxima página, com outras 256 telas. Algumas telas do pessoal de Operação, mantendo os sistemas operacionais, em particular o de reciclagem, de purificação ambiental. Salas como a de controle de energia e controle de segurança lógica e física estavam amortecidas e apagadas.

Próximas 256 telas. A maioria apagada, a exceção de uma. Aquilo chamou a atenção do professor, que clicou nela para ver detalhes.

A câmera mostrava Elisha Lopez copulando com uma das Petras. Deitado sobre uma delas, se esticava para beijar a boca de outra Petra, enquanto uma terceira observava a cena. Os quatro estavam deitados em dois colchões estendidos lado a lado no chão do dormitório dos espécimes.

Sunip pegou seu tablet, colocou-o dentro de sua bolsa à tiracolo e saiu pisando duro.

- Você é louco? – Sunip apareceu pela porta do dormitório, que tinha capacidade de dez leitos, todos vazios.

Elisha, assustado, virou-se para trás, ainda em cima do corpo de uma das Petras.

- Nip!! – as Petras disseram alegremente.

Uma das Petras veio correndo. Totalmente nua, correu para trás do professor. Olhar assustado, ao mesmo tempo com um sorriso travesso.

- Vem brincar também, Nip? – A segunda Petra nua se aproximou. Era a que estava debaixo do corpo de Elisha.

- Pare, Petra. – Sunip tirou a mão do espécime de sua braguilha, quando ela tentou abrir.

- Você ouviu o que perguntei? – Sunip se aproximou de Elisha, que se levantou sem se recompor da nudez. – O que você tem na cabeça?

- Calma, Professor... Por que o escândalo? – Elisha sorriu sem olhar o professor nos olhos. – Eu sou homem saudável, só estou fazendo um teste de produtos.

- Elas são apenas crianças!

- Professor, elas não são pessoas. Não precisa se alterar. Olha isso. – Mostrou a terceira Petra que se desvencilhava dele, para se aproximar de Sunip. – O senhor já sabe do fogo que arde dentro dessas espécimes.

- Você não tem um mínimo de decência e humanidade?

- Professor, calma, o senhor está exaltado.

As três Petras, espantadas, nunca haviam visto Sunip assim alterado. Seus olhos assustados iam de Sunip para Elisha, de Elisha para Sunip, a cada frase.

- Essa é uma falha gravíssima prevista em contrato! – Sunip apontou o braço na direção de Elisha. – Você será demitido.

- Demitido por que, professor??

- Esse é um ambiente de pesquisa, e não um bordel.

- O que é bordel, Nip? – uma das Petras sorriu ingenuamente.

- Local para gostosinhas como você. – Elisha sorriu para a Petra.

- Eu sou gostosa. – Ela sorriu.

- Vista-se! – Sunip se exaltou a ponto de deixar cair os óculos no chão. Caminhou na direção da porta, onde havia um teclado. A sequência “911” indicava emergência. Iria teclar.

Mas Elisha correu e se interpôs entre o teclado e Sunip.

- Não, Professor. Não banque o protetor de meninas virgens. Você sabe que são produtos. Você também olhou para a bunda das nossas espécimes.

- Saia da frente.

- Chamar o segurança para quê? Nada aconteceu aqui. Acha que eu não desativei o sistema de gravação? Não sou tão imbecil assim. Além disso, qual o problema de umas trepadas com material genético que será descartado?

- Nip, o que é descarte? Você não me respondeu aquele dia. – Petra perguntou com um sorriso trêmulo.

- Elas não são material descartável, Lopez.

- Como qualquer embrião, não é, Professor? Fiquei sabendo do seu passado... – Elisha sorriu.

- Saia da frente! – Sunip empurrou Elisha Lopez.

Mas Lopez era mais jovem e mais forte. Deu um soco e Sunip, desequilibrando-se, caiu de costas no chão.

- Desulpa, Professor, mas você não vai acabar com minha carreira não.

- Para! – Uma Petra se colocou na frente de Elisha, de pé entre as pernas caídas de Sunip.

Elisha empurrou a Petra, que caiu para o lado, batendo a cabeça no metal de uma das camas. Lopez deu um chute no Professor. Mais um que lhe atingiu as pernas. Um terceiro, que lhe atingiu a virilha. Outros três chutes no ventre e tronco. O Professor se contorceu de dor.

Duas Petras se juntaram e gritando, começaram a esmurrar o rosto de Elisha.

- Você é malvado, Elisha!

- Você não é mais gostoso, Elisha!! – gritavam, esmurrando.

Elisha deu um soco em uma das Petras, que tropeçou nas pernas de Sunip e caiu de costas. Lopez pegou a outra pelos longos cabelos loiros, fazendo-a curvar-se e agachar-se no chão.

- Você não é o campeão da moral, Professor. Mentiu todo o tempo! Mentiu desde o começo. Sabia dos espécimes chineses! Sabia todo o tempo que eles estavam fazendo pesquisas! Mentiu sobre seu passado! Quem é você para me falar de certo ou errado?

A Petra que havia sido lançada contra a cama veio correndo e pulou sobre as costas de Elisha, que tombou para frente com o peso da jovem. Bateu com o rosto em uma parede, enquanto a

Petra montada em suas costas lhe desferiu um, dois, cinco golpes com uma faca de jantar que havia encontrado sobre uma mesa. Uma das facadas se enterrou em seu pescoço e a última, na região do pulmão. Elisha arrancou a faca de si mesmo e se jogou contra o chão, caindo sobre o corpo da Petra que o atacou. Esfaqueou a Petra mais de quatro vezes, todas no pescoço. Na quinta vez, sentiu o mundo rodar à sua volta. Desfaleceu, caindo sobre o corpo inerte da Petra, debaixo dele.

Do pescoço de Elisha borbotões de sangue se misturaram ao sangue da Petra desfalecida.

As outras duas Petras correram para Sunip, tentando ajudá-lo a se erguer.

Na noite em que se encontrou com Katrin Schröder e Oleg, seu marido, no *Herthaner Fankneipe*. Sunip tirou seu antiquado caderno de papel de dentro de sua bolsa à tira-colo.

- Hoje em dia, cada vez menos gente sabe escrever à mão. – Sunip sorriu para Katrin e Oleg. – Preciso que vocês prestem muita atenção. Tudo o que eu digo pode ser monitorado. Por isso, escolhi esse local para nos encontrarmos. Bem barulhento, e escondido daquela câmera de vídeo. – Apontou com a cabeça uma câmera de vídeo junto ao teto. – Qualquer assunto relacionado ao meu trabalho pode ser usado contra mim, por isso não falo dele. Mas posso escrever o que quiser em uma folha de papel. Depois é ter o cuidado de eliminar o papel.

"O material genético de Erin está em um ponto da grande Berlin. Realmente não se sabia de quem era. Mas foi usado pelas autoridades para pesquisa genética. Com o material clonado de Erin foram feitas experiências de controle de reprodução genética. Conseguiram gerar uma Erin Schröder adulta em menos de um ano." – Sunip escreveu no papel.

O casal se entreolhou, assustado.

- Como assim?

Sunip fez gesto afirmativo com a cabeça. Pegou seu arcaico tablet. Digitou uma senha de quatro dígitos. Com o dedo fez aparecer um álbum de fotos e vídeos.

Mostrou uma das Petras, bebê. Uma Petra com corpo de criança, com dificuldade para andar. Outra Petra, menina de uns dez anos, começando a correr. Outra Petra, adolescente, correndo e sorrindo na direção de Sunip, dizendo: "Nip! Que bom ver NIp!"

Finalmente, uma Petra jovem, bela moça, vestindo um vestido colante, com um número "523" bordado sobre o peito. Sorriu, maquiada por alguém.

- É Erin!!! – Katrin não conseguiu reter as lágrimas.

"Precisamos combinar uma forma de entregar essas meninas para vocês." – ele escreveu no caderno.

- Essas? São mais de uma?

"Sim, três clones de Erin Schröder." – escreveu na folha. Arrancou-a do caderno, picou em vários pedaços.

Sunip sentia muita dor nas costelas e no ventre. Engatinhou e segurou o pulso da Petra, caída no chão, debaixo de Elisha. Ela não tinha mais pulso.

Segurou o pulso de Elisha, que ainda gemeu fracamente. O pulso estava fraco.

- Por favor, Petra. Me ajude a levantar.

Uma das outras duas Petras o ajudou a erguer-se. Havia um armário com bandagens e elementos de primeiros socorros pregado na parede. Foi até o armário, tirou um rolo de bandagem.

- Você é qual?

- 525.

- Você? – Sunip ajoelhou-se ao lado de Elisha.

- 523. – Disse a Petra com o rosto inchado por causa do soco que recebeu de Elisha.

Sunip enrolou o pescoço de Elisha para tentar estancar a hemorragia antes que ele morresse.

Já imaginava. Aquela Petra que havia esfaqueado Elisha era 527, a mais agressiva. Agora jazia no piso, empapada em sangue.

Sunip correu até a porta. Começou a digitar o 911. Mas ao digitar o primeiro um, parou. Olhou para trás, as duas Petras assustadas, olhos arregalados, ofegantes.

Sunip ajoelhou-se novamente ao lado de Elisha, desacordado. Tirou a bandagem que havia acabado de enrolar em seu pescoço. Ficou observando até que o pulso do guatemalteco desapareceu.

Sunip tinha de agir rápido e de forma lúcida.

Primeiramente, lavou as mãos sujas de sangue. Abriu o tablet e confirmou seu receio. Elisha havia usado o gerador de senhas do tablet para acessar os servidores da ZBK, mais especificamente o Sistema de Segurança Lógica e física. Por isso seu computador de mesa estava ligado.

- Esperem por mim aqui. – Sunip saiu caminhando com dificuldade.

Percorreu um longo corredor até chegar em uma sala de manutenção, com luzes apagadas. Um robô burro de limpeza. “Burro” porque não tinha processador neuronal. Simplesmente obedecia a ordens. Verificou o estoque de detergente e água de seus tanques. Ligou-o e deu a ordem de segui-lo. Foi à enfermaria e achou uma maca com esteiras rolantes elétricas. Sentou-se em cima e pilotando o joystick, chegou ao dormitório das Petras, seguido pelo robô de limpeza.

- Nip! – elas se alegraram ao vê-lo de novo.

- Petras, por favor, me ajudem a colocar os dois nessa maca.

Sunip pegou três lençóis para cobrir a maca, usando mais um lençol em cada corpo para enrolar no pescoço e feridas, retendo o sangue que gotejava dos corpos de Elisha e Petra 527.

- 523, venha comigo. – Olhou para a outra Petra. – 525, está vendo isso? Isso é sangue. Verifique se ficou alguma gota de sangue depois que o robô terminar a limpeza. Não pode ter nenhuma gota no chão.

- Eu sei o que é sangue. – Sorriu – Quase todo dia sai sangue daqui. – Apontou para si mesma.

Sunip se deu conta de que elas ainda estavam nuas.

- Vista uma roupa limpa. Você também. – Falou com a 523, com o rosto inchado pelo soco.

Sunip torceu como nunca para que ninguém estivesse na área de reciclagem e descarte.

As luzes estavam acesas, o que indicava que alguém havia saído de lá havia pouco tempo, ou ainda poderia aparecer alguém. Tinham de ser rápidos.

Os cilindros de descarte eram tubos de metal que conduziam a um robô seccionador. O robô inspecionava as partes do material genético, separando cabelos, pele, órgãos internos, músculos, ossos, dando-lhes destinação específica para reciclagem.

Não poderia acionar os robôs de descarte. Isso chamaria à atenção. Eles seriam descartados somente na segunda feira, quando o supervisor viesse. Em certo sentido isso seria bom. O procedimento padrão era abrir os tubos de descarte, conferir o material. Iriam descobrir um sujeito morto, ao invés de Petras. O fato de entrarem em putrefação até segunda-feira talvez fizesse com que descartassem o material sem muita averiguação. Mas era um risco.

Ademais havia outro problema.

Ele teria que declarar o descarte de três espécimens. Faltava um corpo para ser colocado no terceiro tubo.

Ecopigs.

A unidade fabril estava produzindo mais de trezentos ecopigs prontos para o abate a cada semana.

Colocaram o corpo de Petra 527 cuidadosamente dentro do cilindro de descarte. O rosto apontado para frente, de maneira que seu rosto ficasse visível através da superfície transparente de inspeção visual.

No outro cilindro jogaram o corpo de Elisha, que ficou de lado. Sunip procurou no armário de manutenção e achou uma fita adesiva e uma tesoura de metal. Cortou os cabelos de Petra 527, rentes ao couro cabeludo. Prendeu os cabelos loiros em torno da cabeça de Elisha, com a fita adesiva. O rosto, de lado para o visor, ficou coberto pelos longos cabelos loiros.

Puxou uma Petra para junto de si e foram silenciosamente até o criadouro de Ecopigs, no andar debaixo. Os porcos iriam fazer barulho, se fossem até ele. Torceu para encontrar porcos abatidos no frigorífico. Encontrou dois porcos ainda frescos. Cada um devia ter uns trinta quilos. Com dificuldades os colocaram na maca e correndo, levaram-no para a sala de descarte.

- Desculpe, fofinha. – Sunip se aproximou com a tesoura. – O seu cabelo vai crescer rápido.

Petra fez um gesto afirmativo.

Rapidamente Sunip cortou as longas mechas loiras e prendeu-as na cabeça do porco apontado para a superfície transparente do terceiro tubo de descarte. Arrumou os cabelos loiros de maneira que cobrissem o máximo da área exposta.

Torceu consigo mesmo para que aquilo funcionasse.

Abriu o Diagnostrix pelo seu tablet. Achou a tela de autorização de descarte. A solicitação de descarte já tinha sido feita desde que Sunip havia concordado em assumir suas funções no Oregon. Cabia a ele descartar seu trabalho “mal-sucedido” anterior. Arrastou os ícones de Petras 523, 525 e 527 para o descarte.

Autorizou.

Sunip sentiu um pouco de tonteira. Baixou a cabeça e apoiou-se no cilindro onde estava a Petra morta. Inspirou fundo. A Petra de cabelos rapados o ajudou a ficar de pé.

Voltaram ao alojamento.

No corredor, Petra 525 orientava o robô de limpeza com suas vassouras rotativas a lavar e secar o piso onde havia ainda algumas gotas de sangue.

- Tudo limpo. – Petra 525 sorriu satisfeita.

- Venham cá vocês duas. – Sunip respirava com dificuldades.

- Você sente dor...?

- Sim, acho que quebrei uma costela. Talvez mais. – Olhou para as duas moças idênticas. 525, linda, de cabelos longos. 523, rosto inchado, e já arroxeando, com os cabelos cortados junto ao couro cabeludo. – Hoje vocês vão sair do ZBK. Vocês verão o mundo lá fora.

As duas arregalaram os olhos, deram pulinhos de excitação sorridente.

- Silêncio. – Sunip olhou pelo vitral da porta do alojamento que dava para o corredor. – Vou levá-las a duas pessoas maravilhosas que vão cuidar de vocês. Katrin, uma irmã de vocês. O marido dela, Oleg.

- Katrin, Oleg. – Petra 525 respondeu.

- Marido é quem faz fuck-fuck com Petra? – 523 perguntou.

- Isso só pode ser coisa de Elisha. Foi ele quem falou de fuck-fuck com vocês?

- Sim. – Petra 523 respondeu com ar sorridente.

- Fuck-fuck se chama sexo. Um marido não faz só sexo. Ele cuida. Protege. Ama. Oleg protege e ama Katrin.

- Ele vai proteger a gente também? – Petra 525 perguntou.

- Sim, tenho certeza.

- Vai proteger a gente do descarte. – Petra 523, cabelos rentes ao couro cabeludo, afirmou em tom de pergunta.

- Isso, Petra, você entendeu. Estou protegendo vocês do descarte. Oleg e Katrin vão nos ajudar. Preciso que vocês os obedeçam também.

- Agora entendo descarte. – Petra 523 tinha uma expressão sombria.

- Vocês não podem se mexer. Entendido?

- Sim, Nip. – As duas Petras estavam usando macacões de frio. Uma delas se enrolou em uma coberta escura, cobrindo a cabeça, deitando-se entre os bancos frontais e o assento do banco traseiro do carro de Sunip. Depois de ajudar 525 ficar imóvel dentro do carro, Petra 523 entrou no porta-malas com alguns travesseiros de proteção.

Sunip deixou a garagem do prédio, sentindo muita dor.

- Tudo bem, Professor? – O vigia saiu da guarita, vendo-o aproximar-se.

- Sim, só um pouco de dor.

- O senhor não está com uma cara boa.

- Vou para casa, deve ter sido algo que comi.

O vigia podia jurar que o rosto dele estava inchado, mas ficou na dúvida por causa da luz mortiça da iluminação do pátio.

Sunip agradeceu, ordenou ao navegador para arrancar, seguiu pela estrada frontal ao ZBK. Fez a primeira curva à direita, encostou o carro. Pegou seu tablet, acessou o sistema de segurança do ZBK. Reativou o sistema de gravação das câmeras, que Elisha havia desligado. Conferiu: o sistema não havia gravado sua chegada ao prédio.

Seguiu cerca de dez minutos até um bosque, ainda em Grünheide, até a Reserva Natural de Löcknitztal. Era uma região relativamente plana, coberta de mata fechada. Percorreu algumas centenas de metros por uma estrada de terra, até chegar à beira de um lago. Certificou-se de que havia sinal de rede.

- Boa noite, Katrin.

- Tudo bem? Sua voz não está boa.

- Desculpe ligar a essa hora da madrugada.

- De forma alguma.

- Katrin, segue o meu localizador. Recebeu?

- Um momento. – Um tempo em silêncio. – Sim, recebi.

- Lembra daquela encomenda que prometi para te entregar?

- Encomenda? Que encomenda?

- Aquela que disse que entregaria, na noite em que fomos ao bar da torcida do Hertha.

- Entendi. – Katrin sentou-se em sua cama de casal. Oleg acendeu as luzes.

- Agradeceria se você viesse o mais rápido que puder.

- Vou falar com Oleg. Estamos indo.

Sunip desligou a chamada.

- Petra, pode sair. Pode se levantar. Ajude a sua irmã a sair do porta-malas.

Sunip acionou o botão do porta-malas.

Petra 523 saiu do carro, sentindo pelo tato a vegetação em torno do carro. Inclinou-se cheirando um arbusto. Descalça, sentiu a grama e as pedrinhas sob a planta dos pés. Abriu o capô do porta-malas, ajudando Petra 525. As duas olharam para cima.

O céu.

Ao contrário da previsão metereológica, não havia nuvens naquele momento. Dali, no meio do mato, longe das luzes da cidade, podia-se ver estrelas no céu.

Estava friozinho, entraram no carro, banco da frente, junto de Sunip.

- Nip! Nip! – Petra 525 entrou no carro entusiasmada. – Aquilo ali em cima é o céu, não é?

- Sim. – Sunip disse com dificuldade. Tossiu.

- Me deu medo. – Ela continuou olhando para o céu através do para-brisas do carro. – Aquelas luzinhas no céu, são estrelas, não são?

- Sim, estrelas.

- Vi em um vídeo! São grandes bolas de fumaça quente, lá longe, não é mesmo?

Armin fez um gesto positivo com a cabeça.

- Aquela parte ali.... – Apontou o horizonte. – Por que o céu ali está mais claro?

- O sol... vai nascer ali.

- O sol...! – Petra e seus longos cabelos olhava freneticamente cada detalhe do mundo exterior. – O que é aquilo? Aquilo é um piu-piu?

- Corvo.

- Céu... Lindo céu! – Petra se aninhou ao lado do ombro de Armin. Ao abraçá-lo, ele se estremeceu de dor, afastou o braço da loirinha.

- Dói... dói muito.

Ela se aninhou junto a ele, colocando a cabeleira loira delicadamente no seu peito. Sunip estendeu o braço com dificuldade, tocou a cabeça quase careca de Petra 523. Ela sorriu e piscou com um único olho.

De onde ela teria aprendido aquilo? A lembrança de Erin descendo as escadas para pegar o metrô, vestida de maiô de treinamento.

Drágica falando com ele. Lembranças de Boris, seu filho. Iussuf esquiando na Baviera.

Sunip abriu os olhos e percebeu que havia alucinado até o amanhecer. Ele devia ter dormido, não sabia quanto tempo. Tossiu pesadamente. Olhou a mão e havia sangue na palma. As duas meninas acordaram. Sempre sorrindo.

- Petra... – ele apontou a bolsa a tira-colo que estava no piso do carro. – Pega por favor.

Sunip tomou a bolsa das mãos de Petra. De dentro, o caderno. Uma lapiseira. Com dificuldade, escreveu um bilhete.

- Katrin está demorando. Entreguem isso para ela, quando chegar. – Sunip dobrou o papel. Entregou para Petra 525, que o guardou em um bolso do agasalho.

- Nip, olha o céu, azul...!

Ele não respondeu.

- Dormindo? – Petra 523 perguntou.

- Deve ter dormido de novo.

Petra 525 fez uma carícia no rosto barbudo de Armin Sunip. Passou a mão em sua careca. Arrastou-se e sentou-se no colo do Professor, que não reclamou de dor. Apoiou a sua cabeça sobre o peito do homem. A outra Petra se aproximou, colocou o braço mole de Sunip sobre os próprios ombros.

A cabeça de Armin Sunip tombou ligeiramente para frente, e ele expirou.

- Estou protegida... Nip protege a gente. – Petra 525 sorriu docemente, deitando sua cabeça no peito dele, aninhando-se quase em posição fetal.

"Katrin e Oleg,

Procurem este endereço. (aparece o endereço). Este homem me ajudou a salvar um imigrante ilegal durante a Guerra da Água. Vai arranjar passaporte e identidade para as meninas.

Cuidem delas. Elas são Erin.

Sinto muita dor. Hospital Median Klinik. Aqui perto.

Drágica,

Amo você e os meninos. Você, mulher da minha vida."

O carro de Sunip estava sendo filmado e fotografado por dois policiais alemães. O veículo tinha batido contra uma árvore, destruindo boa parte a frente do carro. Atrás do veículo, estava outro policial e Julia Dahlmann, braços cruzados e expressão tensa.

Era terça-feira, e a inversão radioativa estava no máximo. As nuvens estavam pesadas, e um sol rente ao horizonte, muito tímido, insistia em desafiar os isótopos de Thório na alta atmosfera.

Os soldados e Julia estavam usando máscaras com filtros e capas de chuva protetoras contra a radiação.

- Qual o relacionamento a senhorita com o Professor Sunip?

- Ele era meu líder. Responsável pelo projeto científico que estamos conduzindo no ZBK.

- ZBK, aquele conjunto de prédios e galpões a uns 15 km daqui. Correto?

- Exatamente.

- Qual a sua função no ZBK?

- Psicóloga comportamental, gerente de recursos humanos do projeto.

- Do que se trata esse projeto?

- Não tenho autorização para falar.

- Sunip tinha inimigos, alguma pessoa que poderia não se simpatizar com ele?

- O senhor acha que não foi um acidente?

- Não preciso ser legista. – Disse o policial, olhando a frente do carro afundada em uma árvore. – Uma batida dessa não mataria um homem. Os airbags abriram. Uma batidinha dessa não causaria esses hematomas no rosto. – Ele disse se aproximando da posição do motorista, se abaixando e olhando para dentro da cabine do carro. – Ademais, o registro do computador de bordo mostra que em praticamente 90% dos trajetos ele usava o modo autônomo de direção. Na estrada cascalhada ele dirigiu. O Professor bebia?

- Apenas socialmente.

A atenção dos dois foi atraída pela chegada de dois carros militares com pintura de camuflagem e um carro preto pela estradinha de cascalhos que levava à margem do lago. De dentro do carro preto, saiu o Tenente Davis, o tenente americano, máscara com filtro, boina militar sem capa de chuva.

- Bom dia, senhores. – O Tenente disse em inglês.

- Bom dia. – O Policial respondeu em alemão.

O tenente ativou seu tradutor simultâneo no computador de pulso.

- Preciso falar reservadamente com o senhor. – O Tenente fez um gesto para o policial, afastando-se do carro de Sunip. – O Professor Sunip era responsável por um programa sigiloso do Governo alemão, em cooperação com a OTAN. – O Tenente fez um gesto na tela do computador de pulso. O computador de pulso do Policial vibrou. O policial leu o conteúdo. – Temos autorização para colocar o caso sob nossa tutela e jurisdição.

O policial leu o conteúdo da mensagem. Olhou nos olhos negros do Tenente Davis, balançou a cabeça afirmativamente, mas com expressão de poucos amigos. Empurrou a aba do quepe policial para trás e se dirigiu aos demais.

- Pessoal, vamos deixar os militares cuidarem do caso.

Os outros dois policiais olharam-se e depois, para os militares. Sem nada dizer, pararam de fazer seus registros do veículo. Um robô-reboque havia sido desembarcado de uma viatura policial. Foi novamente acomodado na viatura.

Os policiais se afastaram, confabulando, enquanto o robô subia na viatura de sirenes piscantes.

- Bom dia, Dra. Dahlmann. – O tenente estendeu a mão em cumprimento. – Obrigado por nos avisar. O General também está vindo de Bruxelas. Quem os avisou do ocorrido? Foi a polícia?

- Sim, foram eles. Na verdade, ontem, segunda-feira, já notei coisas fora do comum. Primeiramente a ausência do Professor durante uma inversão radioativa. Em seguida, estranhamos que três espécimes tenham sido enviadas para reciclagem em uma sexta-feira. O Professor Sunip é o responsável pela autorização. Não despacharia espécimes para reciclagem em uma sexta-feira, sabendo que o time de reciclagem só retornaria segunda. Os corpos entraram em putrefação. Rescenderam pelo andar inteiro. A terceira coisa estranha foi que ele mesmo estava em dúvida de mandar as três espécimes para reciclagem. Estava pensando em mantê-las vivas até que morressem naturalmente. Foi uma mudança de ideia meio repentina. A quarta coisa estranha foi Elisha Lopez não ter deixado a ZBK. Não há registro de sua saída.

Mas os pertences estão lá, como se não tivesse saído do laboratório. Ele sumiu. Não está em casa. A noiva não deu notícia.

- Quem acionou a polícia sobre o sumiço de Sunip?

- Sua esposa, Drágica, que não via o marido desde sexta.

- A senhorita me pareceu suspeitar de algo. Estou errado?

A argentina não pensou meio segundo para responder.

- Elisha desligou o sistema de gravação do ZBK por mais de três horas entre sexta e sábado. Antes do sistema de gravação ser desabilitado, uma câmera de redundância de segurança o gravou entrando na sala de Sunip.

- A senhorita estava onde, no fim de semana?

- Em casa.

- Com alguém?

- Não.

O Tenente Davis ficou fitando a argentina nos olhos. A jovem psicóloga manteve os olhos dela, nos dele. Em silêncio, os dois nem sequer piscavam. Nem mesmo com a volta das gotinhas radioativas que voltaram a cair. O tenente Davis puxou seu capuz sobre a boina, sem tirar os olhos da argentina.

- Tenente... – Um dos soldados que faziam a inspeção local e os registros videográficos se aproximou, ao lado de um robô assistente.

- Sim, soldado. – Davis tirou os olhos da argentina.

- Colocamos um minidrone para fazer um levantamento de Lidar em alta resolução do interior do veículo e do exterior. Encontramos isso... – O soldado mostrou a tela de seu computador de pulso. – Marcas de dois tipos diferentes de pneu próximos daqui. Encontramos isso também.

O soldado entregou ao Tenente um saco plástico lacrado com dois fios de longos cabelos loiros.

- Os fios estavam grudados no casaco do Professor Sunip.

O tenente Davis olhou os fios loiros e os devolveu ao soldado.

- Peça para fazer o mapeamento do DNA desses fios.

Sete anos depois, em um fim de semana quente de junho de 2058, Katrin, 47 anos incompletos, caminhava por um parque nos arredores de Leipzig. Falava com Oleg por seu computador de pulso, O marido estava ajudando o filho mais velho no aprendizado de manutenção de robôs.

- Te amo. – Oleg sorriu na imagem holográfica frontal à Katrin. – Petra e Priska, vejo vocês mais tarde.

As duas senhoras loiras de olhos azuis, gêmeas idênticas, ao lado de Katrin, ambas com 66 anos, sorriram sorrisos maduros. Tinham rugas de expressão, pequenas papadas sob as pálpebras, fios brancos convivendo orgulhosamente com fios loiros em uma cabeleira curta, que outrora havia sido bem mais volumosa.

- Agradecemos a Deus pela vida do papai Oleg. – Priska, uma das senhoras, sorriu segurando ternamente o braço de Katrin. Petra, a outra senhora loira, fez um gesto afirmativo com a cabeça.

- Quando acha que vamos morrer, Katrin?

- Por favor, Petra, hoje é um dia alegre.

- Tudo bem, eu entendo que seu filho se forma no dia da premiação póstuma do vovô Sunip. – Petra olhou Katrin frontalmente. – Mas temos de falar da nossa morte.

- Teremos vida eterna, Petra. – Katrin sorriu apertando-se junto a Petra. – Nós nos apegamos a vocês. Sabemos que vocês partirão mais cedo do que nós. Por isso eu tenho fugido do assunto. Não vamos sofrer com antecedência.

- Somos apenas produtos, minha querida. – Petra olhou para um anúncio da TwinSex, exibido em uma grande tela em um quiosque de venda de sorvetes, logo adiante. As *Ersatzfrauen*, como teria dito Sunip, eram apresentadas com seus atributos sedutores, para todo tipo de público, com a promessa de todos os prazeres sexuais. Petra olhou para o anúncio, vendo o produto com seu rosto, porém com a juventude que ela havia perdido havia tão pouco tempo.

Um senhor idoso de aspecto hindi passou pelas mulheres, sustentado por um exoesqueleto robótico. Disse à robô enfermeira que o acompanhava:

- Quero uma CRISPRed como essa. Encomende para mim.

Nem Ersatzmenschen, nem Twins. O mercado estava adotando o nome popular de CRISPReds para aquele novo produto.

O anúncio das TwinSex sumiu e foi substituído por manchetes noticiosas. Em uma notícia menor, o anúncio de que "Drágica Sunip estava em Estocolmo para receber o prêmio Nobel póstumo por Armin Sunip, devido a sua contribuição sobre a pesquisa de aceleração e retardo metabólico controlado por nanobots. Armin Sunip faleceu por hemorragia interna decorrente de acidente de carro...", continuava o noticioso.

Na mente de Katrin, veio a lápide de Armin Sunip, que teve enterro cristão, apesar dos protestos de familiares. Na pedra, foi escrito: "Ninguém tem maior amor do que este, de dar alguém a sua vida pelos seus amigos.[30]"

- Não, Petra. Lembrem-se: Você e Priska são templo do Espírito Santo, e não produtos. – Ela quase sussurrou ao ouvido da senhora ao seu lado.

Katrin beijou a face de Petra, depois a de Priska. Seguiram pelo parque, agora livre de inversões radioativas, até o quiosque de sorvetes.

Um rapaz de origem africana estava ao lado dos robôs do de atendimento exibindo o menu de sorvetes. Ao ver as três mulheres, sorriu:

- Que lindas mulheres! Parecem até irmãs!

10/04/2024

[30] Jo 15:13

www.ingramcontent.com/pod-product-compliance
Ingram Content Group UK Ltd.
Pitfield, Milton Keynes, MK11 3LW, UK
UKHW021955190726
13853UKWH00004B/1557

9 786526 625224